MUNDO GAY

EPOCA 2   AÑO 3   MAYO 2022

JUGOTERAPIA
CUIDA DE TU SALUD
DE FORMA NATURAL

¿POR QUÉ TENEMOS SEXO?

PELÍCULAS PARA EL 10 DE MAYO

RELACIÓN MAMÁ-HIJO CUANDO UNO ES LGBTTTIQ+

DIA DEL MAESTRO

Feliz Día de las Madres

Estuve Casado 20 años y puedo decir que hasta el momento he vivido lo suficiente para ver muchos cambios en tan poco tiempo en cuestión de Derechos LGBTTTIQ+. No me considero un historiador, pero sí un testigo de los cambios que ha habido en la sociedad y la lucha que en los años recientes ha logrado avances importantes.

Estos avances incluyen que se puedab publicar, Libros o Revistas como ésta sin persecución o criminalización. También se ha logrado que se abran espacios donde antes era simplemente impensable que hubiera presencia LGBTTTIQ+ de forma objetiva como en TV, Series y Películas que nos hagan sentir identificados y que nos ayuden a conocer un poco más de nosotros mismos, nuestra realidad, así como romper tabúes, dando a conocer la vida LGBTTIQ+, sin estereotipos, sin agreciones, sin censura, buscando ver las cosas como son, o mínimo, exponer diferentes puntos de vista para que cada quién se forme su opinión al respecto.

Hemos dado muchos pasos hacia delante y es una razón más para no retroceder.

En nuestro camino personal,

Revista Mundo Gay siempre ha buscado estar cerca de nuestros lectores, ya que fuimos de los pioneros en tener contacto directo con nuestros lectores en Facebook, Twitter, etc.

Te agradecemos por serguirnos acompañando en esta travesía por la vida, donde no sabemos a qué nuevos horizontes nos llevará ni qué nuevas aventuras viviremos.

Esta es una Revista que para muchos ha sido un refugio. Todo el tiempo estamos rodeados de información, programas, libros, revistas, películas, etc. hechas por heterosexuales para heterosexuales, donde hacen parecer que no existimos.

Revista Mundo Gay es una producción hecha por Hombres Gay, para Hombres Gay. Donde sabemos lo que nos gusta, lo que nos disgusta y necesitamos. Por eso buscamos estar siempre en contacto con la comunidad, para seguir ofreciendo Contenido de Calidad, que nos interese en este mundo tan cambiante y en constante evolución. Esta revista es tuya y la hemos construido juntos tanto lectores como nosotros.

¡VIVA LA DIVERSIDAD!
KYEV GALVÁN CRUZ

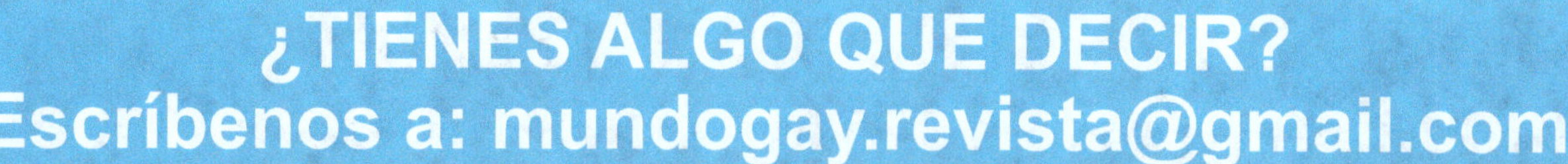

¿TIENES ALGO QUE DECIR?
Escríbenos a: mundogay.revista@gmail.com

SOLUCIONES PARA TI

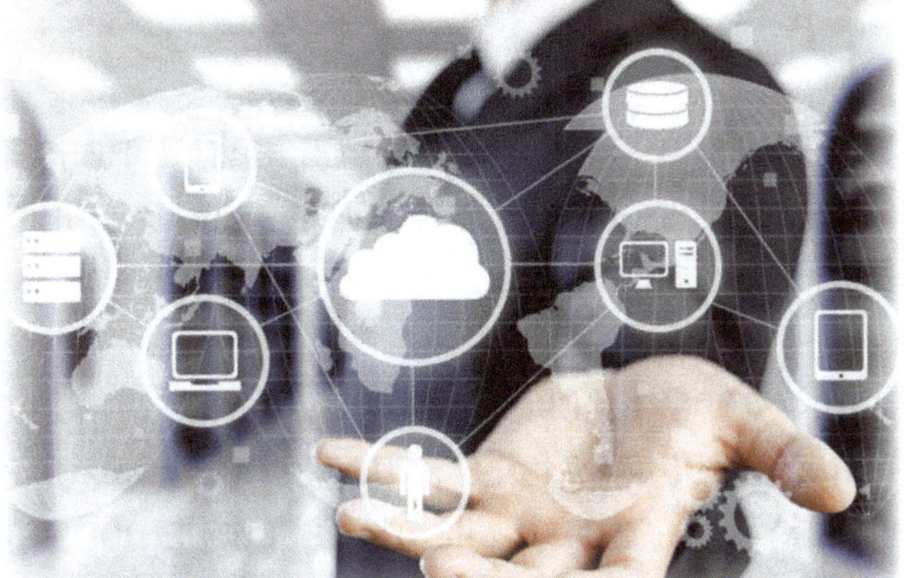

- ✓ **Soporte Técnico**
- ✓ **Redes Empresariales**
- ✓ **Redes Domésticas**
- ✓ **Venta de Equipo de Cómputo**
- ✓ **Atención a PyMES**

INFORMES

55 2151 8311

www.alsystem.com.mx

MUND**O** **Gay**

DISEÑO GRÁFICO:
Irak Kyev Galvan Cruz

HORÓSCOPOS:
Genio Jal-Addin

CULTURA:
Roger Rocker

NOTI-GAY:
Javier González

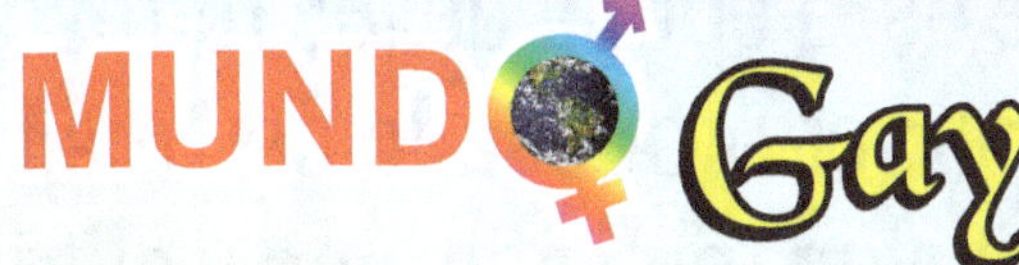

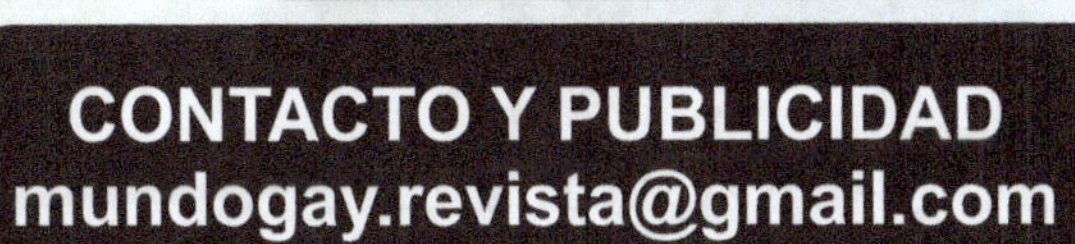

CONTACTO Y PUBLICIDAD
mundogay.revista@gmail.com

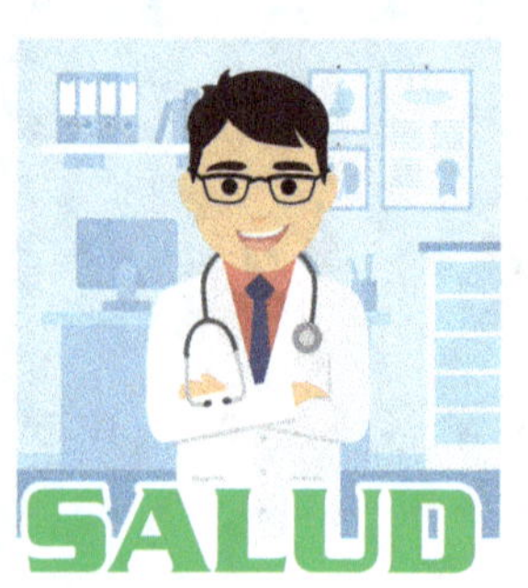

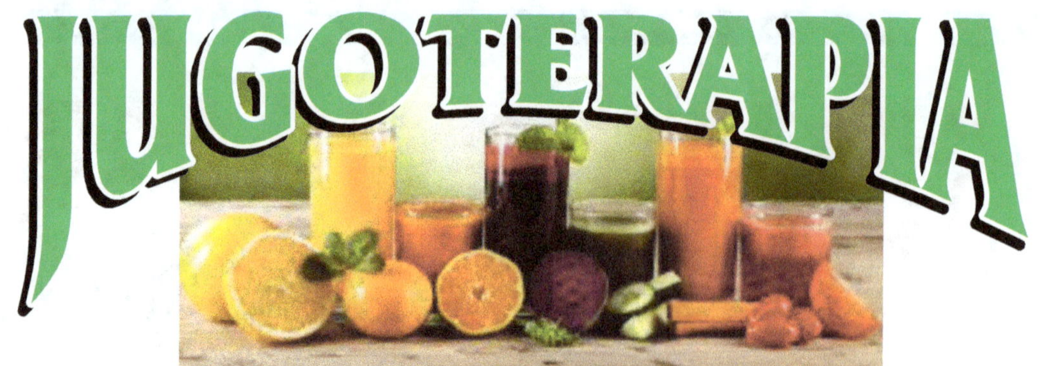

Hola a todos, todas y todes. Los saludamos en una nueva edición, para seguir platicando de la salud y seguirnos cuidando para tener una buena vida.

En esta ocasión, vamos a tocar un tema que mucha gente desconoce, pero que nos puede ayudar a mantenernos sanos. Esto es el naturismo y herbolaria. México tiene una tradición desde tiempos prehispánicos sobre la curación por medios naturistas. Muchos recordarán que precisamente Hernán Cortez, cuando resultó herido que se hizo atender por médicos indígenas y no por españoles. Ya que los Aztecas estaban mucho más avanzados en medicina que en la Europa de esos tiempos.

Esta tradición, ha sobrevido y también a convivido con los nuevos tiempos de la comida rápida, la gente tan acelerada y el tan famoso estrés que tanto nos acompaña durante nuestras vidas.

Parte del aprender a cuidarnos, es también a poner atención a las cosas que comemos y bebemos. Hoy en día que es la época de los refrescos y productos procesados, pensamos que por ser procesado es "mejor" o la gente no se da el tiempo para prepararse algo muy sabroso y nutritivo, que además puede fortalecer a nuestro organismo y/o ayudar a desintoxicarnos. También sucede que no tenemos el conocimiento, porque nadie nace sabiendo.

¿Qué es la Jugoterapia?

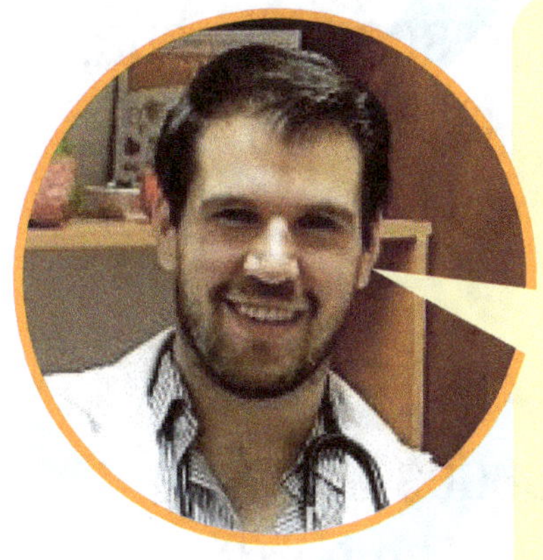

La jugoterapia es conocida por el consumo de jugos naturales en base de frutas y verduras para el tratamiento del sobrepeso y la obesidad, para tratar enfermedades y evitar una disminución de la función del sistema inmunológico. Existen varios estudios donde confirman que la utilización de estos jugos trae grandes beneficios para el consumidor.

¡IMPORTANTE!

La Jugoterapia, NO SUSTITUYE a los demás alimentos. Ya que el cuerpo necesita de proteínas, grasas, fibra y otros nutrientes que no siempre están presentes en los jugos en las cantidades necesarias. Aunque incluyas jugos para complementar tu alimentación, deberás seguir llevando tu dieta normal.

Existe también el mito de que los jugos curan enfermedades, desafortunadamente no es 100% verdad. Son un complemento para fortalecer al organismo y/o nutrirlo, lo cual favorece y/o disminuye los síntomas en algunas enfermedades, pero **NO SUSTITUYE** al tratamiento médico. Facilitan y fortalecen al organismo, pero no creas que van eliminar solos al 100% las enfermedades que padezcas.

Es mejor tomarse un jugo que un complemento, ya que estás ingiriendo los nutrimentos de forma natural y frescos, lo cual permite que tu cuerpo los asimile de mejor forma. De hecho hasta están promocionando mucho en estos días en la televisión diversos tipos de extractores de jugos.

Deberás checar con tu médico o nutriólogo si puedes tomar tal o cual jugo antes, o si empiezas a sentir molestias. Recuerda que nuestro organismo puede tener reacciones diferentes. Muchos están pensados en la mujer, por eso hay que tener precauciones. Por ejemplo, el betabel no lo pueden consumir diabéticos.

Una vez aclarado el punto, vamos a comenzar con algunos jugos que resultan bastante benéficos para la salud.

PARA BAJAR COLESTEROL Y TRIGLICÉRIDOS

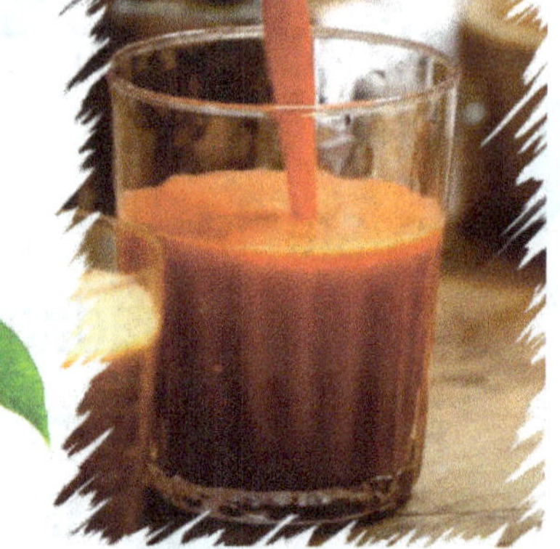

INGREDIENTES:

- ½ **taza de fresas**
- ½ **taza de jugo de mandarina**
- 1 **cucharadita de cúrcuma en polvo**

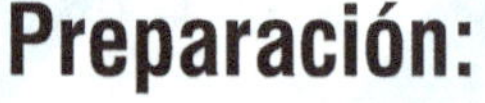

Preparación:
Muy sencillo, pon todo en la licuadora, muele y sirve sin colar

PARA BAJAR COLESTEROL Y TRIGLICÉRIDOS 2

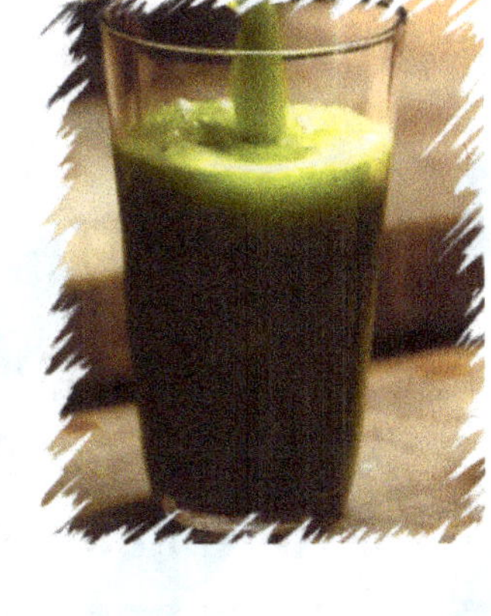

INGREDIENTES:

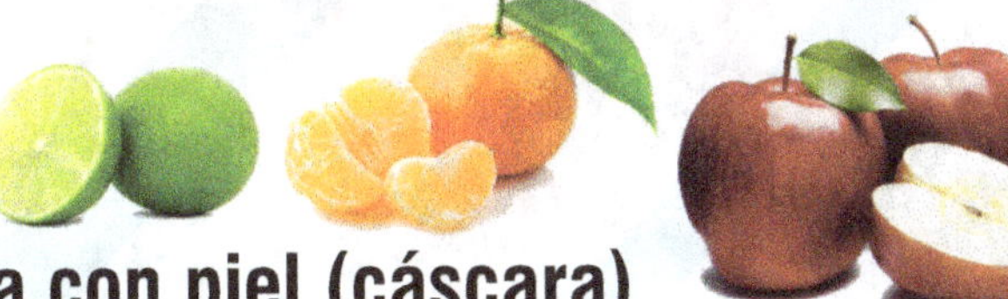

- 1 manzana, picada con piel (cáscara)
- ½ taza de espinacas
- 1 limón, el jugo
- 1 mandarina, el jugo
- ½ taza de agua
- Una pizca de flor de sal (Sal de Grano)

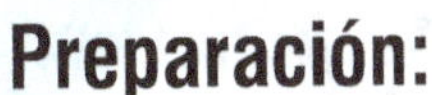

Preparación:

A la manzana quítale el corazón, pártela en trozos, agrega, las espinacas lavadas previamente, el jugo de limón, la mandarina el agua y la sal. Muele y sirve.

PARA BAJAR DE PESO

INGREDIENTES:

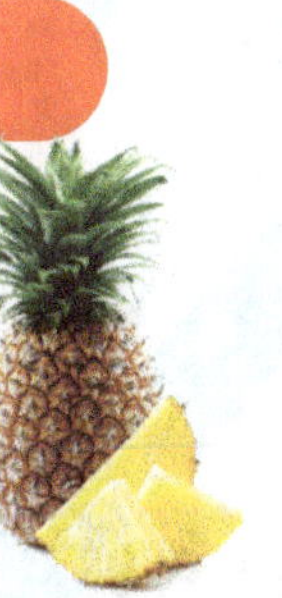
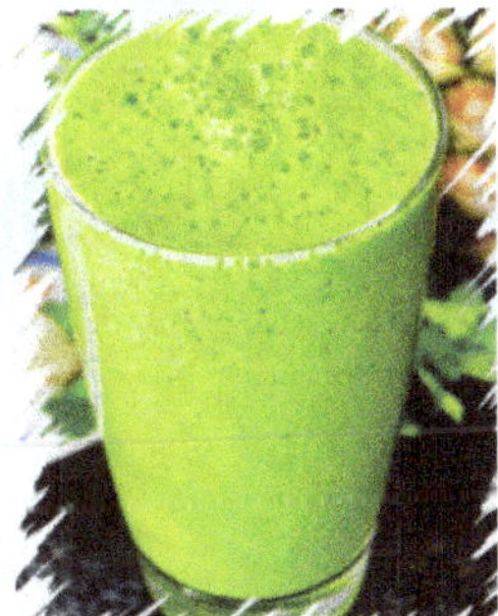
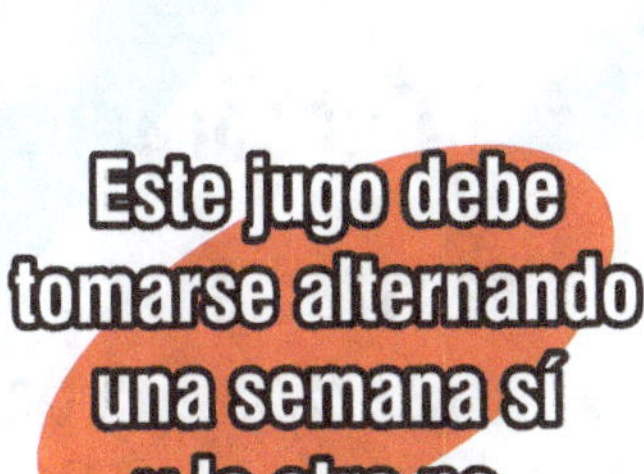

- 1 Rebanada de Piña (1 Taza)
- 1 Trozo pequeño de Jenjibre fresco (2g)
- 1/2 Pepino sin semilla con cáscara
- Jugo de 1/2 Limón Colado
- 10 hojas de Espinaca
- 1/2 Manzana Verde
- 3 Ramitas de Perejil
- 1 Taza de Agua

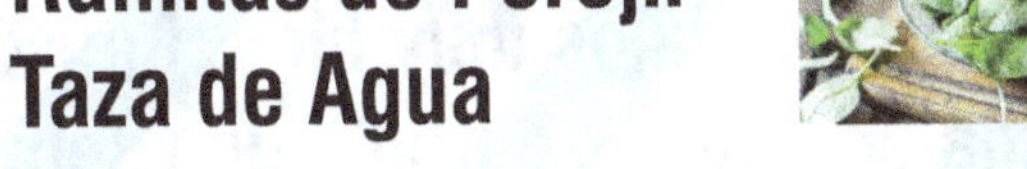

Este jugo debe tomarse alternando una semana sí y la otra no.

Preparación:

Pica todos los ingredientes un poco, ponlos en el vaso de la licuadora, agrega el agua. Licúa y listo. Se debe de tomar en las mañanas.

SALUD

PARA LA ANEMIA

INGREDIENTES:

- 1 Betabel (aprox. 1 Taza)
- 2 tazas de espinacas
- 5 Naranjas medianas
  (puede ser mandarina o toronja)
- 1/2 taza de Agua

Preparación:

Exprimir el jugo de las naranjas, esto ayudará a que tu organismo absorba el Hierro del Betabel y las espinacas. Posteriormente poner las espinacas en la licuadora junto con el betabel, el jugo de naranja y el agua. Moler y servir.

PARA EL ESTREÑIMIENTO

INGREDIENTES:

- 6 Cucharaditas de
  pulpa de Sábila (90 g)

- 1/2 Vaso de agua (100 ml)

- 1 Cucharadita de Miel de Abeja (25 g)

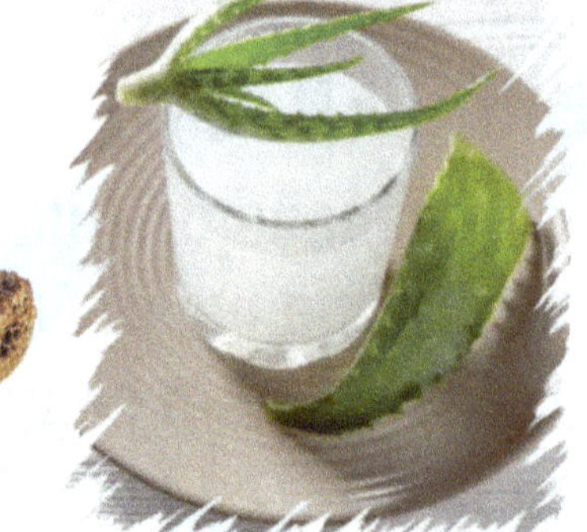

Preparación:

Extrae la pulpa de la Sábila (Aloe de vera) con una cuchara y añádela dentro de la licuadora. Agrega el resto de los ingredientes y mézclalos muy bien. Consume este jugo inmediatamente. Ingiere esta bebida en ayunas durante una semana completa. En general, sus efectos son tan potentes que muestra resultados casi de forma inmediata. Por este motivo, no lo tomes por más de los 7 días recomendados, puesto que entonces podría generar el efecto contrario y producir diarrea.

Aquí les compartimos algunos jugos para las principales molestias que nos aquejan a la mayoría. Sin embargo, antes de empezar a tomarlos, debes consultar con tu médico y/o nutriólogo si puedes consumir estos jugos. Esto porque a veces hay contraindicaciones, o hay gente que no puede consumir tal o cual fruta o que le afecta por alguna enfermedad que tuviera como diabetes, donde, por ejemplo no pueden consumir betabel. Todos los tratamientos siempre deben ser personalizados.

¿Es segura la Jugoterapia?

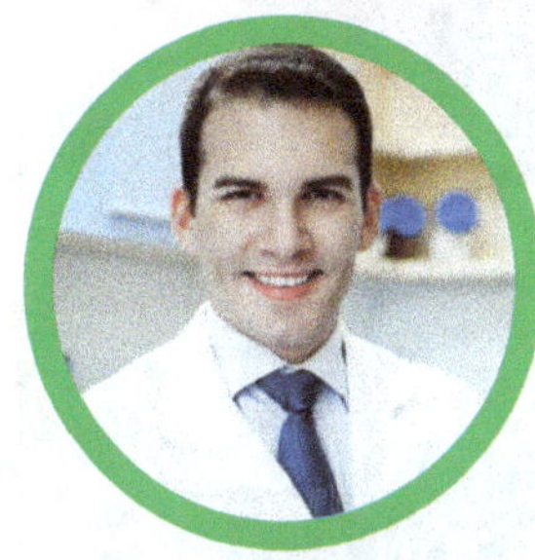

- Pocas veces tienen contraindicaciones, pero de todas formas las puede haber. Por lo que debes de consultar a tu médico especialmente si tienes alguna enfermedad como diabetes, hipertensión, alergia, etc.

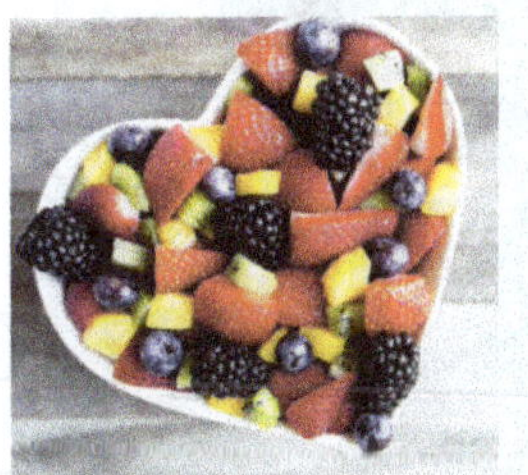

- Los jugos deben de tomarse inmediatamente después de prepararlos, ya que si dejas que pase mucho tiempo pierden la mayor parte de sus vitaminas y se reduce la efectividad.

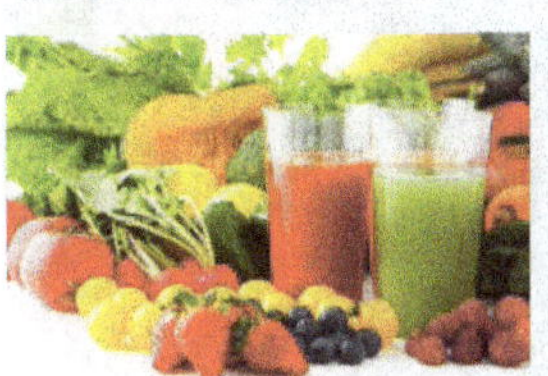

- Puedes por ejemplo dejar los ingredientes listos en el refrigerador para solamente agregar a la licuadora y prepararlos al momento. De igual forma no recomendamos colarlos, ya que la fibra que tienen muchos es necesaria y ahí se encuentran muchas propiedades que los hace efectivos.

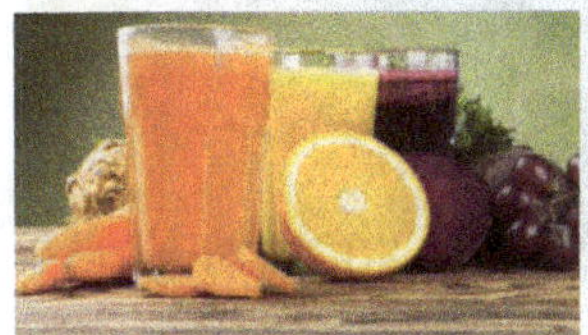

Esto es una muestra, porque hay muchísima variedad, espero que les ayude a mejorar su salud. Nos vemos en la próxima con más tips de salud.

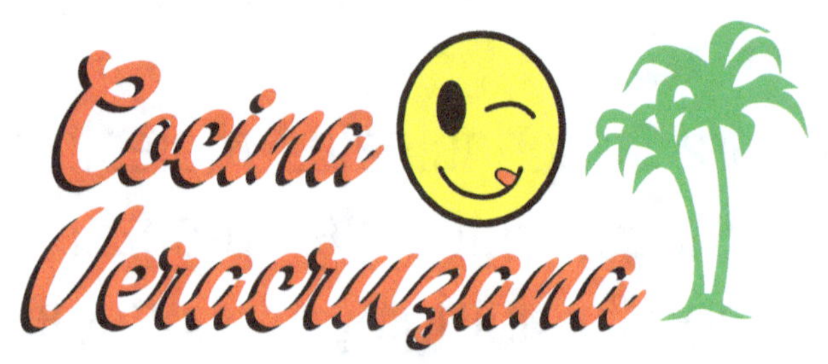

Cocina Veracruzana
LE OFRECEMOS
COMIDA CORRIDA Y
A LA CARTA

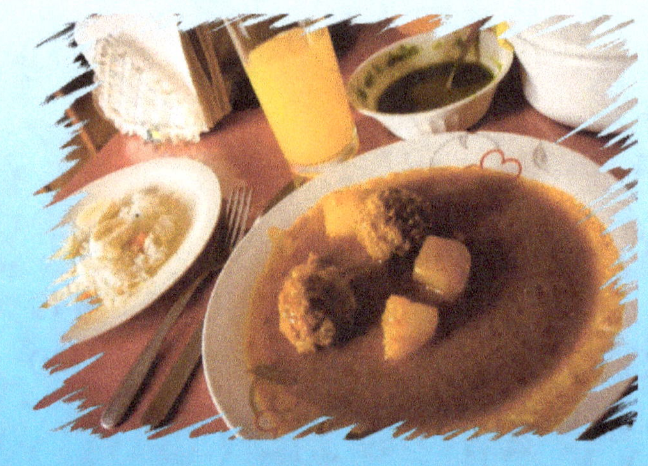

Pedro Mascagni 141, Peralvillo
Cuauhtémoc, CDMX Tel.: 55 5597 9232

¿QUIERES AUMENTAR TUS VENTAS?
TU PUBLICIDAD VA AQUÍ !!!
¡MILES DE PERSONAS VERÁN TU ANUNCIO!
SOLICITA TU COTIZACIÓN A:
mundogay.revista@gmail.com

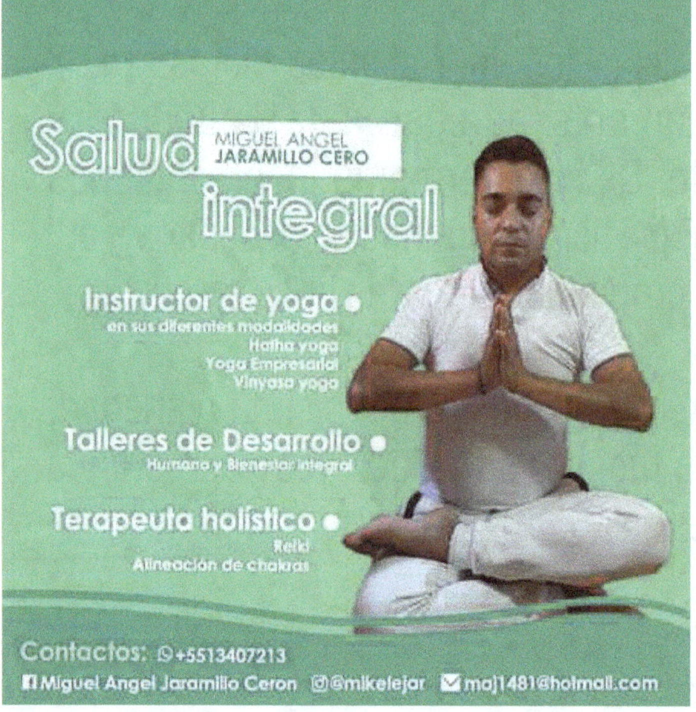

Salud integral
MIGUEL ANGEL JARAMILLO CERO
Instructor de yoga
en sus diferentes modalidades
Hatha yoga
Yoga Empresarial
Vinyasa yoga
Talleres de Desarrollo
Humano y Bienestar integral
Terapeuta holístico
Reiki
Alineación de chakras
Contactos: +5513407213
Miguel Angel Jaramillo Ceron @mikelejar maj1481@hotmail.com

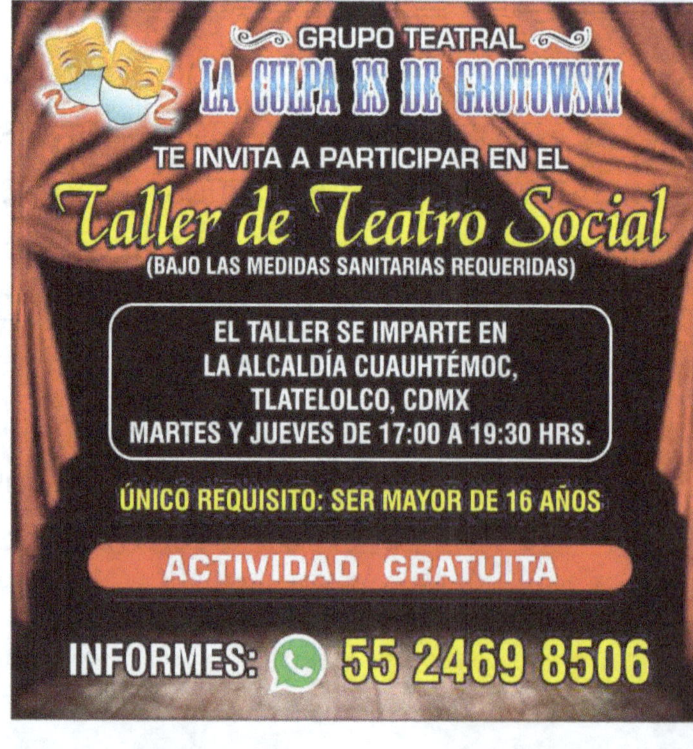

GRUPO TEATRAL
LA CULPA ES DE GROTOWSKI
TE INVITA A PARTICIPAR EN EL
Taller de Teatro Social
(BAJO LAS MEDIDAS SANITARIAS REQUERIDAS)
EL TALLER SE IMPARTE EN
LA ALCALDÍA CUAUHTÉMOC,
TLATELOLCO, CDMX
MARTES Y JUEVES DE 17:00 A 19:30 HRS.
ÚNICO REQUISITO: SER MAYOR DE 16 AÑOS
ACTIVIDAD GRATUITA
INFORMES: 55 2469 8506

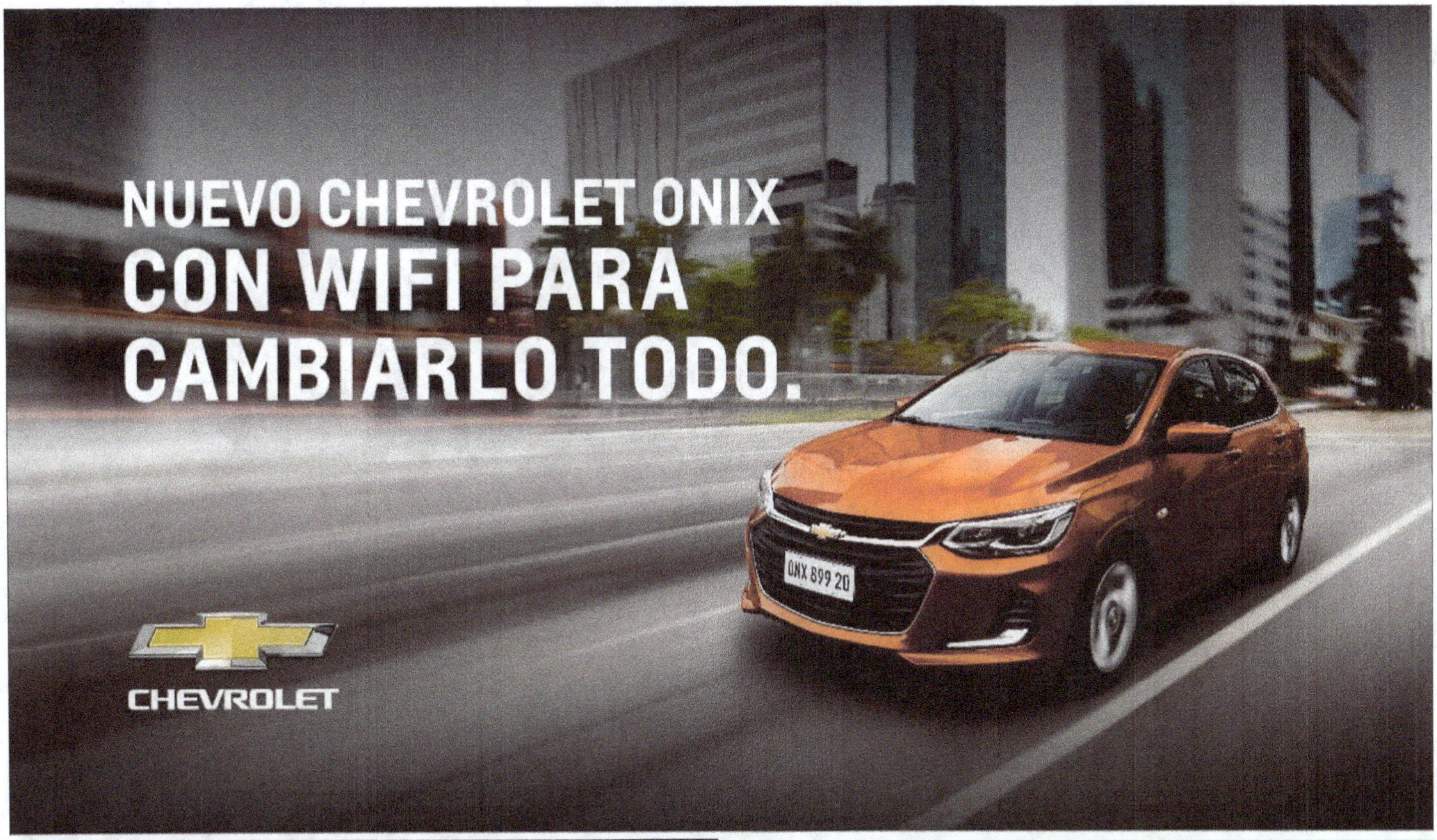

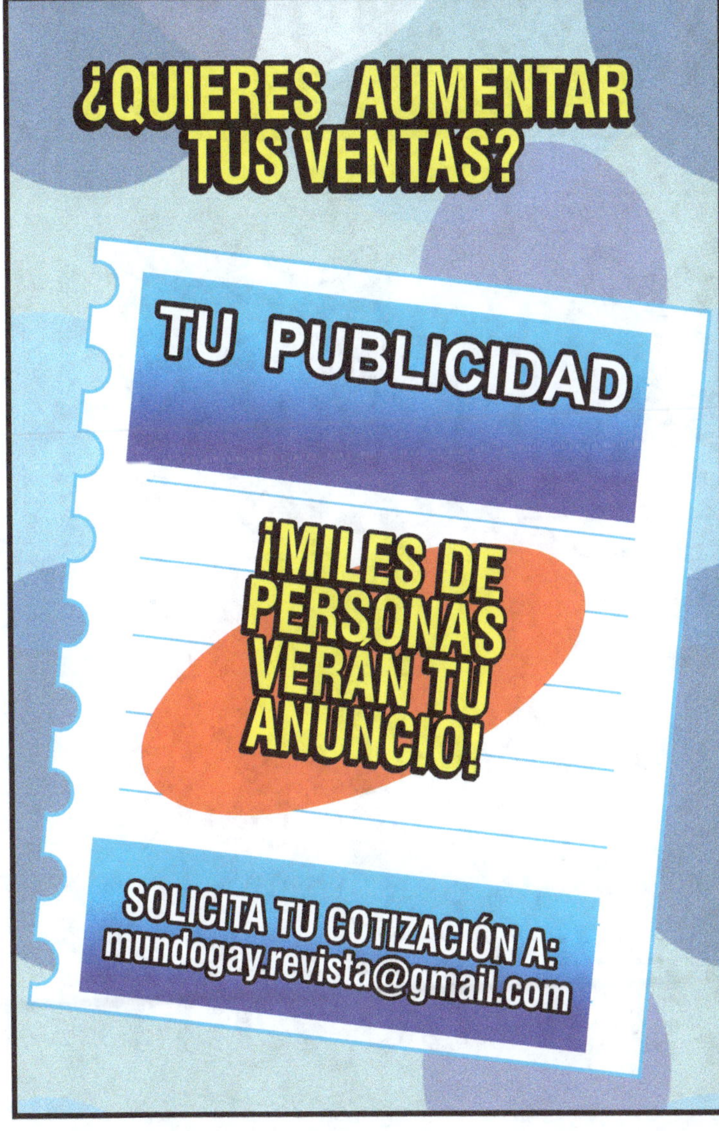
NUEVO CHEVROLET ONIX
CON WIFI PARA
CAMBIARLO TODO.
CHEVROLET

¿QUIERES AUMENTAR
TUS VENTAS?
TU PUBLICIDAD
¡MILES DE PERSONAS VERÁN TU ANUNCIO!
SOLICITA TU COTIZACIÓN A:
mundogay.revista@gmail.com

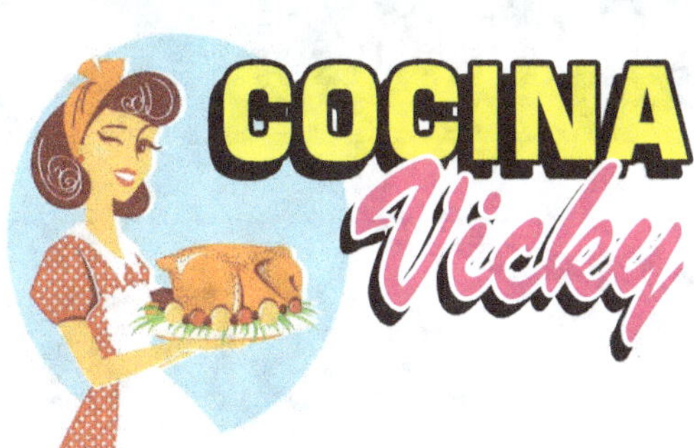
COCINA
Vicky
Comida Corrida
Desayunos y Almuerzos
Chilaquiles con Pollo
Gorditas Rellenas
Enchiladas Maicenzes
LUNES A VIERNES DE 8:00 A 18:00 HRS.
CARUSO No. 295 FRENTE A LA CLÍNICA 11 DEL IMSS

55 1127 1759
56 2764 9638

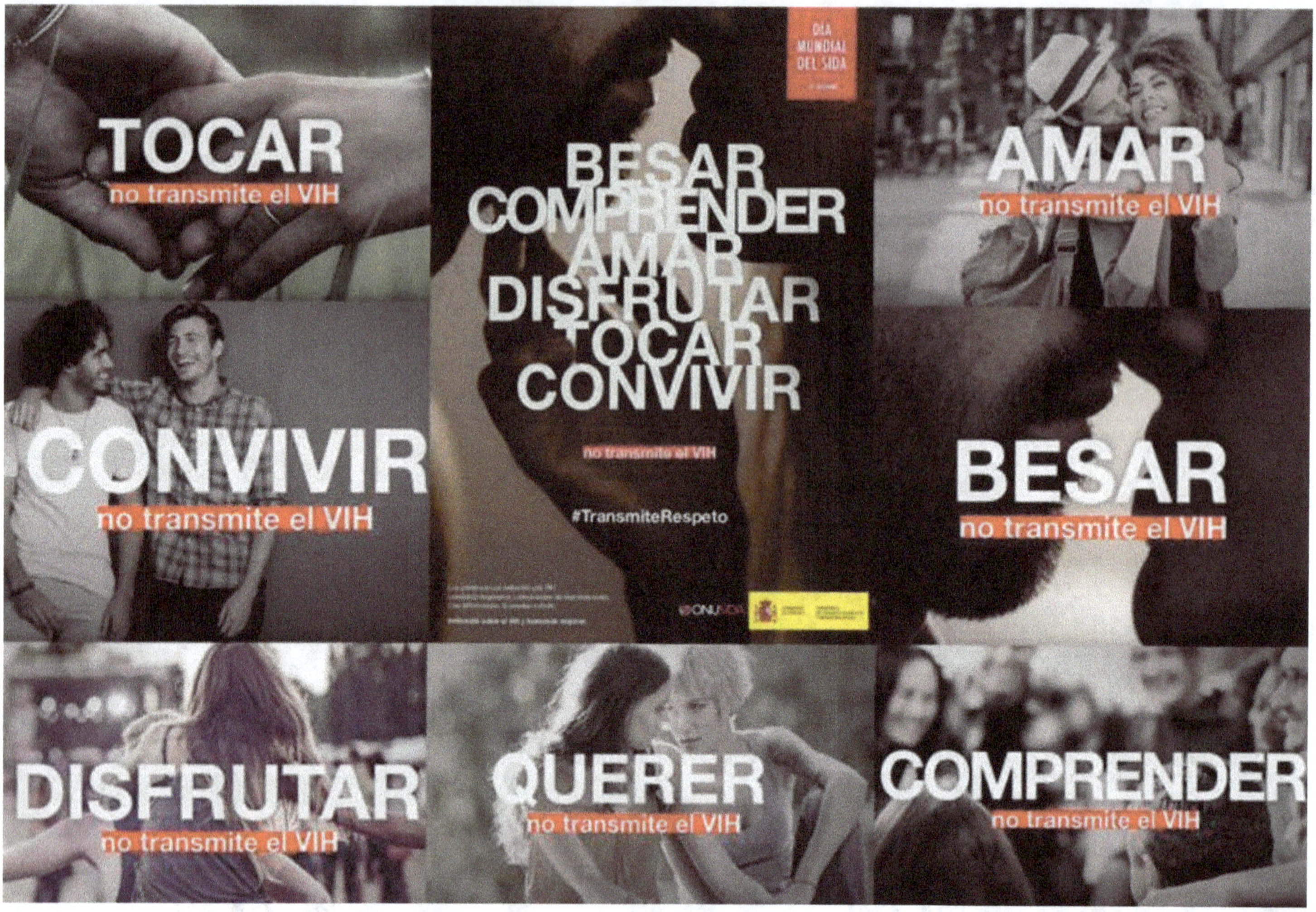

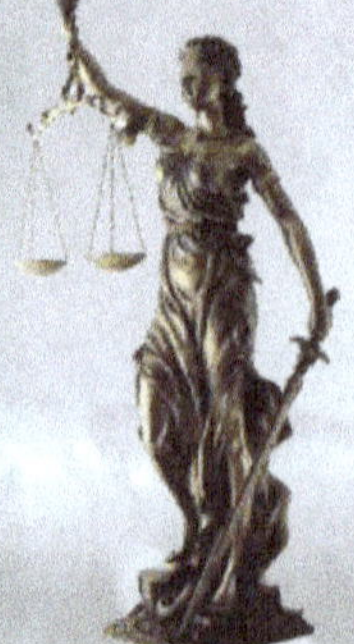

ASESORÍA JURIDICA

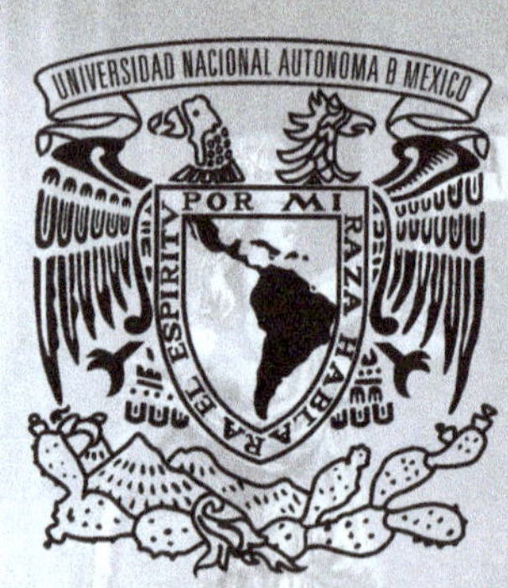

✓ **CIVIL**

✓ **FAMILIAR**

✓ **PENAL**

Lic. Víctor Manuel García Tapia

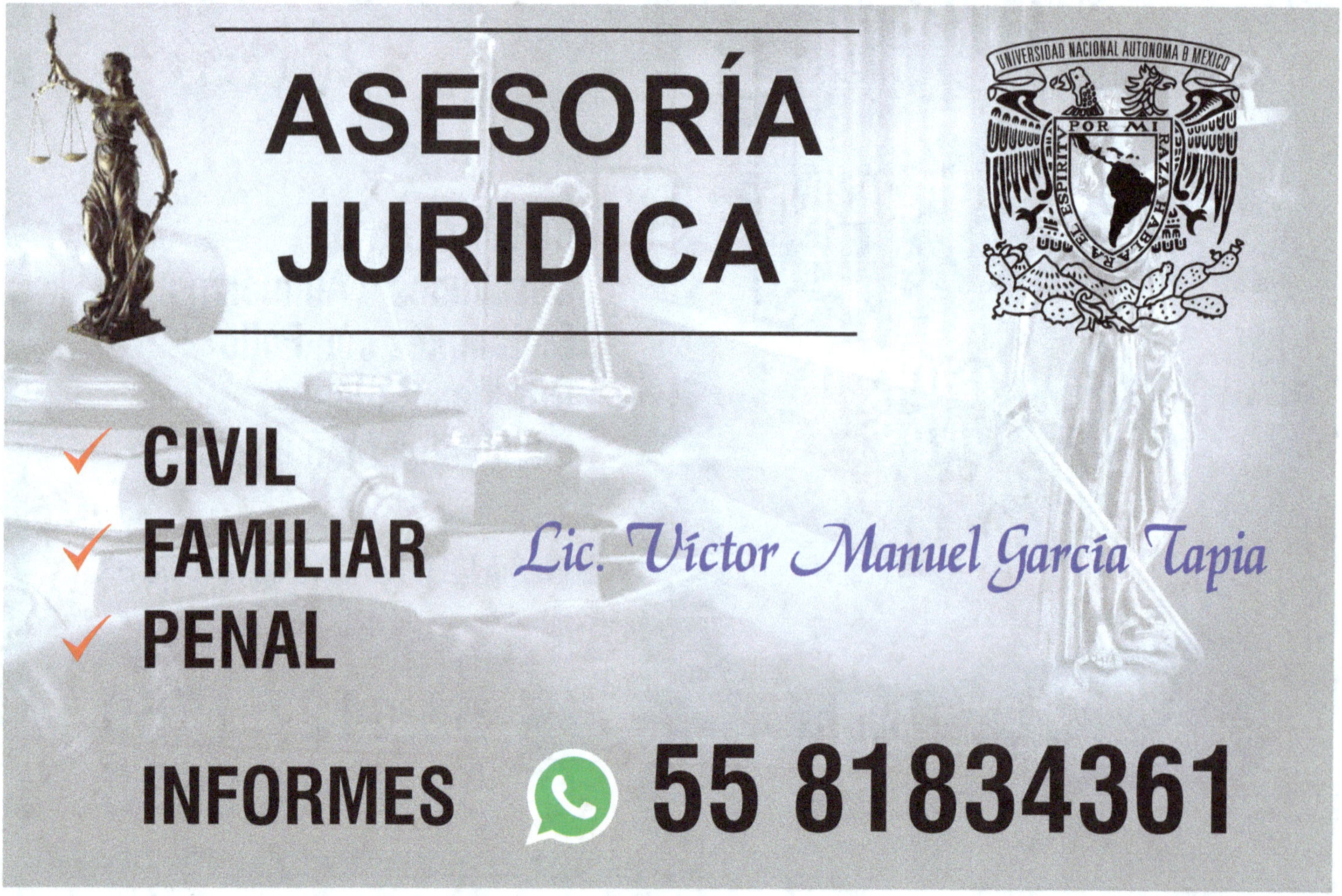

INFORMES  **55 81834361**

Instituciones del Gobierno de la Ciudad de México que brindan atención a la población LGBT

Dirección General de Diversidad Sexual y Derechos Humanos

Fernando de Alva Ixtlilxóchitl no. 185, piso 4, colonia Tránsito, Cuauhtémoc

Unidad de Atención a la Diversidad Sexual (Unadis)

5528586265 y 5546118811

unadis.atencion@gmail.com

Línea No Discriminación
5556581111

Unidad de Salud Integral para Personas Trans

Plan de San Luis y Manuel Carpio, Santo Tomás, Miguel Hidalgo

Lunes a viernes 8:00 a 15:00 horas

INJUVE
Apoyo psicológico

Calzada México Tacuba no. 235, colonia Un hogar para nosotros, Miguel Hidalgo

5553417488

Agencia del Ministerio Público Especializada en la Atención a Personas LGBT

Gabriel Hernández no. 56, colonia Doctores, Cuauhtémoc

5553458543 y 5553456577

Registro Civil

Matrimonio y reconocimiento de identidad de género de personas trans

Arcos de Belén no. 19, colonia Doctores, Cuauhtémoc

5591796700

COPRED

Consejo para Prevenir y Eliminar la Discriminación de la Ciudad de México

General Prim no. 10, colonia Centro, Cuauhtémoc

5546008233 y 5553413010

Clínicas Especializadas Condesa

Combate de Celaya s/n, colonia Unidad Habitacional Vicente Guerrero, Iztapalapa

Benjamín Hill no. 24, colonia Condesa, Cuauhtémoc

5555158311 y 5550381700

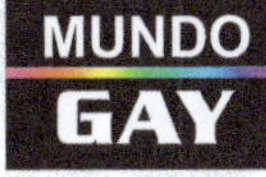
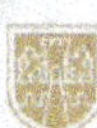
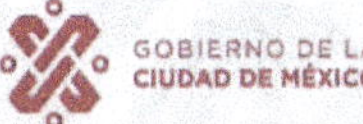

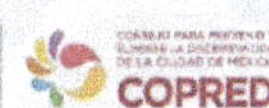

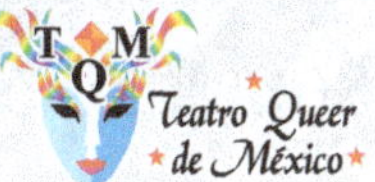

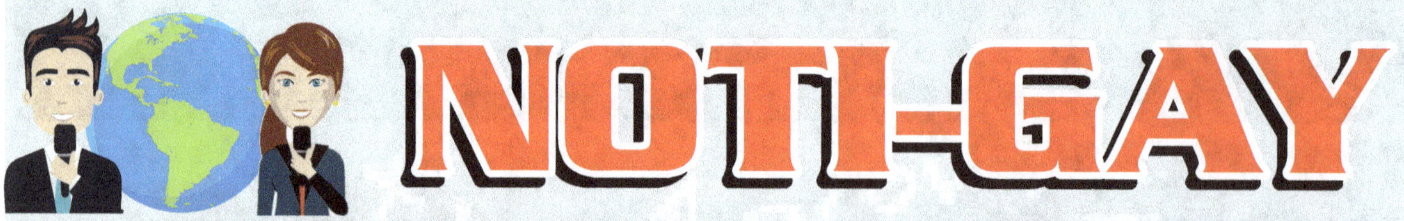

CRÍMENES DE ODIO, FLAGELA A LA COMUNIDAD LGBTTTIQ+

FUENTE: vanguardiaveracruz.com

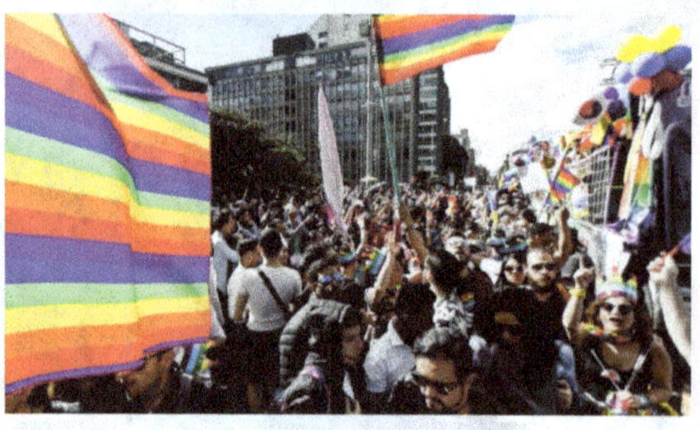

Poza Rica Ver.-(Vanguardia de Veracruz).- El que no podamos tener una sociedad que esté educada en cuanto a la diversidad sexual y mientras que no se le vea como una fortaleza, vamos a seguir teniendo más ataques, es por esto que nos manifestamos en contra de los crímenes de odio, y lamentablemente Veracruz está entre los estados con mas violencia contra los integrantes del LGBT.

Así también manifestaron integrantes de la comunidad, que la violencia viene desde la familia, desde los papás y mamás, es por ello necesario que se informen, que generar un ambiente seguro para las personas LGBT inicia siempre en casa, tengan hijos o no con preferencias sexuales diferentes, es necesario inculcar el respeto, para tener juventudes mucho más preparadas para esta nueva sociedad en la que vivimos.

Se tiene violencia contra los integrantes del grupo LGBT, principalmente de "crímenes de odio" y ataques a personas, por lo que los eventos en donde se les incluye hacen que las personas los conozcan y les pierdan el miedo, para informar y que sepan "que somos parte de la sociedad y que de ninguna manera somos una amenaza para las familias, y lo único que buscamos es poder vivir dignamente, en paz y recibir el mismo respeto".

'DOCTOR STRANGE EN EL MULTIVERSO DE LA LOCURA' SUFRE LA CENSURA POR SU PROTAGONISTA LGBT

Por Rafael Galán

FUENTE: esquire.com

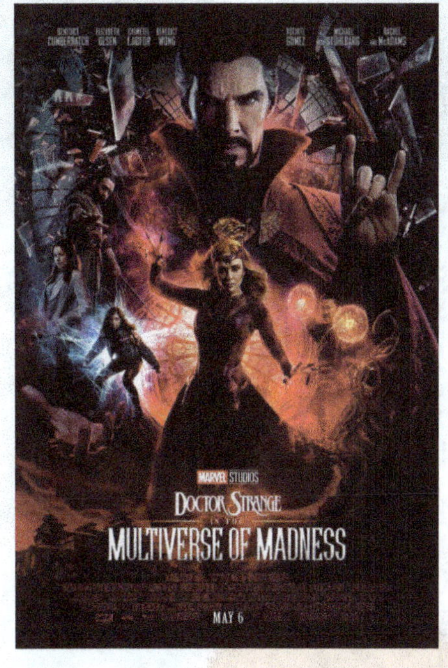

Doctor Strange en el multiverso de la locura va a correr la misma (mala) suerte que la película Eternals en aquellos países en los que la homosexualidad está prohibida y perseguida. Disney se niega a recortar 12 segundos de la película para eliminar de ella una referencia LGBT. Concretamente, se niega a recortar la mención en la película a las dos madres del personaje, personaje que, por si no lo sabías, es un referente LGBT desde hace una década. El nuevo personaje que introduce Marvel Studios en Doctor Strange en el multiverso de la locura, América Chávez (Xotchil Gómez), ademas de uno de los mejores personajes de los comics de Marvel, nacida en la serie de los Jóvenes Vengadores, es claramente una referencia LGBT desde hace una década y su mera presencia en la película ya constituye un símbolo para estos países que "contradice sus valores", que es el argumento que ya se esgrimió en el caso de Eternals.

Técnicamente las películas no son censuradas oficialmente, sino que no reciben un certificado de distribución. De momento, se ha confirmado que Doctor Strange no se distribuirá ni en Arabia Saudí ni en Kuwait ni en Kuwait, según han confirmado ya Deadline y The Hollywood Reporter. La petición formal

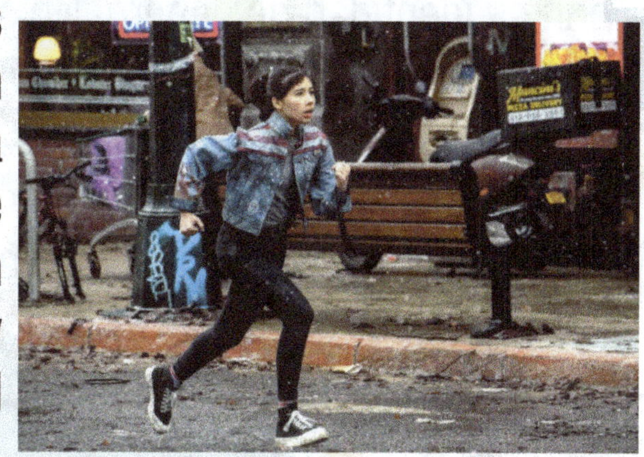

para recortar 12 segundos de la película ha sido de la oficina del Supervisor General de Clasificación de Cine. "Es solo ella hablando de sus dos madres", explicó el supervisor general Nawaf Alsabhan a la agencia de noticias AFP, quien rechazó que la película hubiera sido "prohibida". Sin embargo, tanto Deadline como The Hollywood

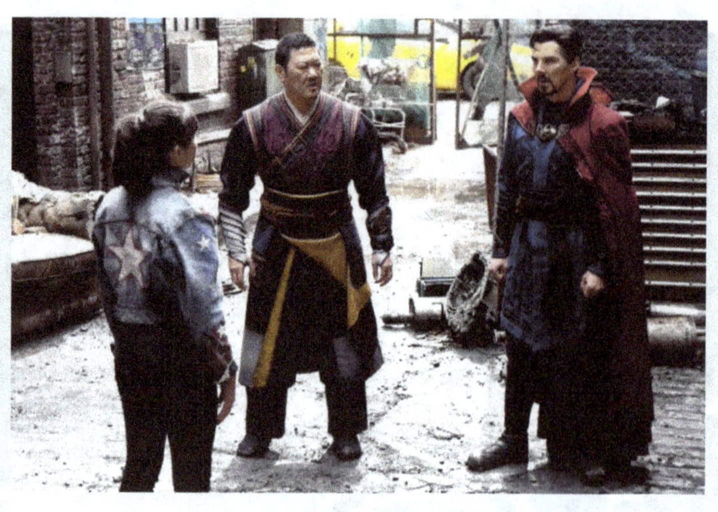

Reporter citan como fuentes a las salas y a las distribuidoras locales, no al Gobierno. Egipto es el siguiente país en sumarse, al confirmar IMAX que la película no se va a distribuir en Egipto. En el caso de Eternals fue la crónica de una cancelación anunciada, ya que desde un año antes de que se estrenara la película ya se había filtrado que veríamos el primer beso LGBT y el primer superhéroe gay de una película de Marvel. En este caso queda claro qué hay detrás de la censura porque directamente se censura que haya un protagonista homosexual, no ninguna escena (o escenas) que pueda resultar controvertida. Entre todas las presuntas filtraciones de Doctor Strange, esta vez no se ha filtrado si habrá una escena similar a la de Eternals en el Multiverso de la Locura.

América Chávez es un fabuloso personaje para trabajar la integración bien entendida, sin postureos, de forma natural: no solo es un buen personaje LGBT, un personaje claramente identificable como lesbiana, sino porque no se define únicamente por su orientación sexual y su inclusión en la historia no tiene que ver con su identidad de género. No solo tiene suficientes rasgos para diferenciarse de personajes heterosexuales, sino que además tiene peso en la historia por sus capacidades como superhéroe. De todos los héroes de Marvel el que más encajaba en un viaje entre distintos universos era ella. Es una representación real de un personaje LGBT y, además, de un personaje LGBT joven que puede conectar tanto con las audiencias LGBT para ayudar a normalizar distintas identidades de género en productos de consumo masivo. Es, básicamente, la

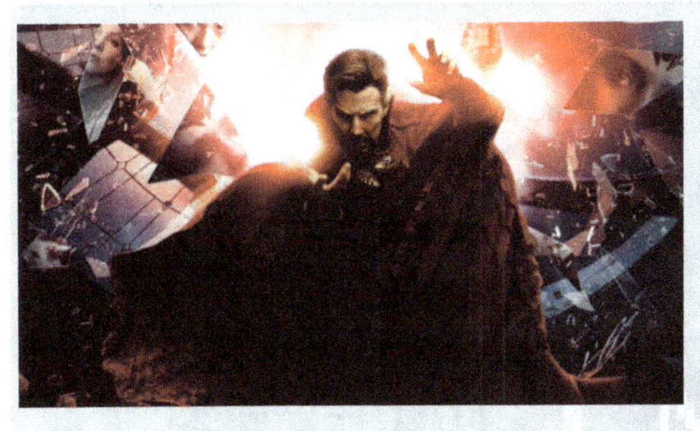

diferencia entre el beso del final de El ascenso de Skywalker en Star Wars, una anécdota y una oportunidad perdida con la Comandante D'Acy, y un personaje protagonista como América Chavez en Doctor Strange en el multiverso de la locura. Por eso también el beso de Eternals era importante.

América Chávez tiene además un largo recorrido no solo en el Multiverso: es una constante en las nuevas aventuras de la Capitana Marvel, lo que expande su presencia a The Marvels, así como a la nueva serie de Ms. Marvel, pero es que además está ligada a Mónica Rambeau, presentada en WandaVision (por no hablar de su vinculación con los hijos de Wanda Maximoff, que todavía no sabemos qué va a pasar con ellos en el MCU), y en los comics siempre ha estado vinculada también a Loki, que, de momento, en el Universo Cinematográfico Marvel es oficialmente el primer personaje abiertamente bisexual. De momento, América Chávez se va a convertir en un personaje central dentro del Multiverso del Marvel Cinematic Universe, al ser el único personaje que de forma oficial es capaz de saltar de un multiverso a otro (otra cosa es cómo desarrolle esto la película)… si no tenemos en cuenta a Loki y a la Agencia de Variación del Tiempo (nosotros seguimos apostando por que vamos a ver al Loki de Tom Hiddleston en Doctor Strange en el Multiverso de la Locura). En los comics, Chávez es original del Paralelo Utópico, un reino fuera del tiempo y el espacio. Cuando América era pequeña, este Paralelo fue atacado. Para estabilizar el paralelo, las dos madres de Chávez sacrificaron sus vidas para sellar las grietas, dispersando sus átomos. América creó un portal interdimensional para huir y convertirse en una heroína de la que se sintieran orgullosas sus madres.

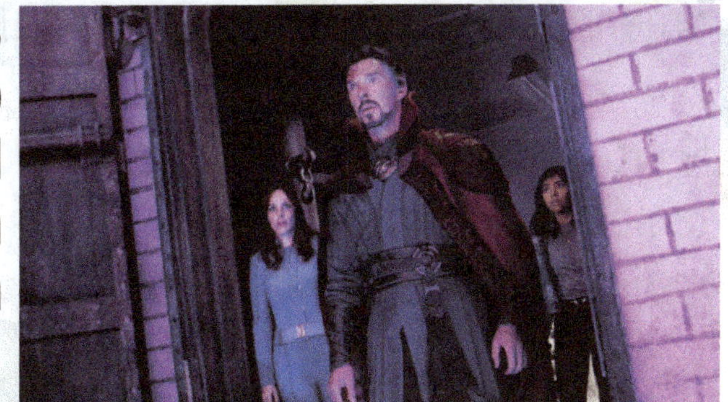

COLECTIVOS LGBT BUSCAN UNIÓN PARA CELEBRAR MARCHA EN LA CIUDAD DE MÉXICO

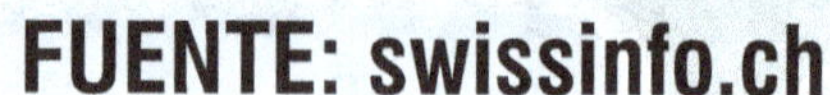

FUENTE: swissinfo.ch

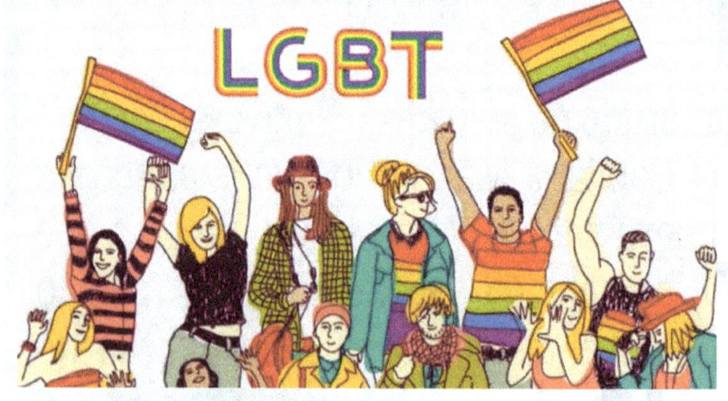

Ciudad de México, 7 abr (EFE).- Para lograr una celebración armoniosa y organizada a favor de la diversidad sexual, organizaciones de la comunidad LGBT expresaron este jueves la urgencia de unir esfuerzos con más colectivos para concretar de buena forma la marcha del Orgullo Gay que se llevará a cabo el 25 de junio en la capital mexicana.

Además, trabajan para obtener los permisos necesarios para llevar a cabo un espectáculo presencial en el Zócalo de la Ciudad de México después de la parada que se identifica con los colores del arcoíris.

"La marcha es un movimiento cívico, no se necesita permiso para salir a manifestarse como cualquier otra marcha, eso sin duda lo habrá", expresó Georgette Gómez, coordinadora general de talento artístico y prensa de la organización Gay Pride LGBTTTI CDMX en una conferencia de prensa.

"Pero para lo que estamos pidiendo permiso es para hacer la festividad en el templete del Zócalo y del Ángel de la Independencia porque para eso se necesita protección civil", agregó.

Gómez recordó que en 2021 no se pudo llevar a cabo dicho trabajo debido a las medidas de salud y seguridad que se tenían que cumplir debido a la pandemia, lo cual los obligó a migrar al formato híbrido.

Para el 25 de junio de este año se plantea volver a la normalidad, pero para que este proyecto pueda suceder la Secretaría de Cultura y la Secretaría de Turismo del Gobierno de México les ha pedido que

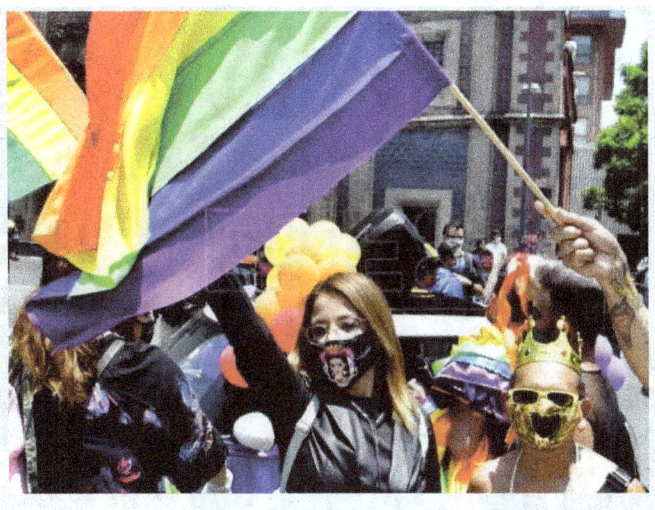

exista una unidad en los colectivos para llevar a cabo únicamente un espectáculo.

"En el 2018 estuvimos en el Parque España y hubo dos escenarios y no se escuchaba nada, eso fue una falta de respeto para los artistas y la gente que asistió, por eso lo que queremos es que todos trabajemos igualitariamente en un proyecto", ahondó Gómez.

"Queremos hacer un llamado a la unidad de las organizaciones de la sociedad civil, a los activistas independientes y a las voces que integran la comunidad LGBTTTIQ para trabajar en coordinación y llevar a cabo en conjunto la marcha del orgullo 2022", expresó el periodista independiente Cristian Galarza.

El evento fue convocado por las organizaciones Comunidad LGBT de la Ciudad de México, Gay Pride LGBTTTI CDMX y Red Nacional LGBTTTI y contó con la presencia de íconos de la comunidad, las actrices Lyn May y Carmen Campuzano.

Ahí mismo, se celebró la aprobación del matrimonio igualitario en el estado de Jalisco (oeste del país) el pasado miércoles, por el pleno del Congreso de Jalisco y los presentes hicieron énfasis en que la comunidad LGBT ya no es una minoría, pero que la lucha continúa. EFE

PARTIDA EXCLUSIVA PARA COMUNIDAD LGBT ENFRENTA AL PAN Y PARTIDOS DE OPOSICIÓN EN GUANAJUATO

FUENTE: publimetro.com.mx

El Congreso de Guanajuato presentó un recurso de revisión contra el amparo que lo obliga a modificar el presupuesto e incluir una partida para la comunidad LGBTIQ+.
Un total de 12 diputados integrantes de la oposición en el Congreso de Guanajuato presentarán de forma conjunta la iniciativa. (Cortesía)

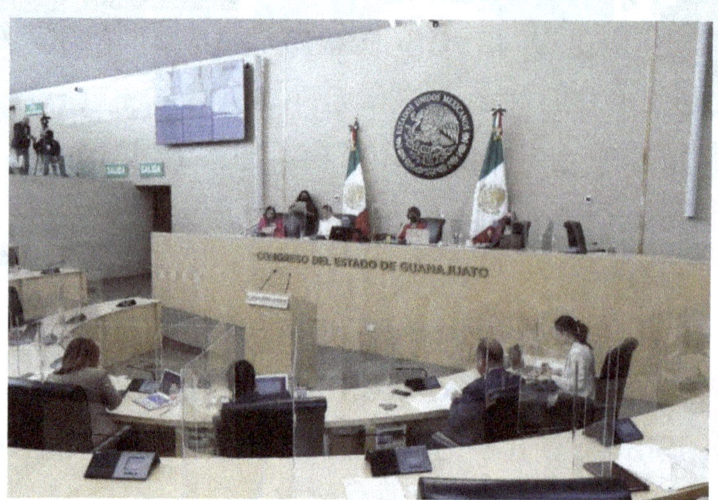

La iniciativa busca adicionar los artículos 33 bis y 33 ter a la Ley del Presupuesto General de Egresos del Estado de Guanajuato para el Ejercicio Fiscal de 2022 a fin de que se impulsen procesos y proyectos; así como garantizar los derechos de las personas LGBTIQ+.

"Del análisis del Proyecto de Decreto para la expedición de la Ley del Presupuesto General de Egresos del Estado de Guanajuato para el Ejercicio Fiscal de 2022, no se advertía la existencia de recursos públicos asignados expresamente a prevenir, erradicar y sancionar la discriminación hacia las personas LGBTIQ+ para promover y garantizar sus derechos", se argumenta en la iniciativa.

La iniciativa se presenta luego de que activistas de la comunidad LGBTIQ+ ganaran el amparo 156/2022-II para que el Congreso modifique el presupuesto de egresos 2022.

"Modificar de la norma presupuestaria para incluir programas, procesos y proyectos, con la finalidad de que se pueda cerrar la brecha de desigualdad en el ejercicio de derechos respecto de la comunidad LGBTIQ+", señala el amparo en favor de los activistas.

Dicha iniciativa busca hacer frente al recurso de revisión promovido por el Congreso de Guanajuato para que se revise el amparo y así frenar la modificación al presupuesto de egresos.

"En Guanajuato tenemos un Congreso antiderechos que pretende justificar en argumentos legalistas falaces su constante postura violatoria de derechos. Habíamos ganado la asignación de dinero público para mejorar la situación de nuestras poblaciones y ahora nos lo quieren quitar", criticó Juan Pablo Delgado, director de Amicus y cuyos integrantes presentaron el amparo.

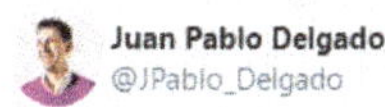

Juan Pablo Delgado
@JPablo_Delgado

En Guanajuato tenemos un #CongresoAntiderechos que pretende justificar en argumentos legalistas falaces su constante postura violatoria de derechos. Habíamos ganado la asignación de dinero público para mejorar la situación de nuestras poblaciones y ahora nos lo quieren quitar

Amicus @amicusdh

#CongresoAntiderechos
Desde Amicus reprobamos que el @CongresoGto se oponga a cumplir con la sentencia que le obliga a asignar recursos para las personas LGBTQ+. Después de escuchar a las partes involucradas, aquí nuestro posicionamiento.

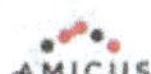

AMICUS

Reprobamos que el Congreso se oponga a cumplir la sentencia que le obliga a asignar recursos para las personas LGBTQ+

León, Guanajuato a 27 de abril del 2022.- El pasado viernes 22 de abril el Congreso de Guanajuato promovió un recurso de revisión que pretende revertir la sentencia que le obliga a modificar el Presupuesto de Egresos 2022 para incluir recursos que tiendan a garantizar los derechos de las personas LGBTQ+.

Desde Amicus y las personas activistas que promovieron la demanda de amparo, reprobamos energéticamente esta decisión tomada por la Secretaría General del Congreso del Estado que confirma una vez más que se trata de un órgano sistemáticamente violentador de los derechos de las personas de la diversidad sexual y de género, como lo establece la sentencia de primera instancia.

Además, consideramos pertinente desmentir una serie de argumentos que se han vertido desde la Secretaría General y que pretenden controlar la narrativa para convencer a la opinión pública que se ha obrado de forma correcta:

Uno. Es falso que la Secretaría General tenga la obligación de recurrir toda sentencia de amparo que encuentre al Congreso del Estado como responsable por la violación de derechos. Entenderlo así, equivaldría a asegurar que toda persona que presente una demanda de amparo tiene que demostrar en dos ocasiones que ha sido vulnerada en sus derechos para poder ser restituida. De hecho, en términos legalistas, la Ley Orgánica únicamente faculta a la Secretaría General a presentar informes previos y justificados, no recursos de revisión.

Dos. Es falso que se requiera promover un recurso de revisión para efecto de clarificar el sentido de los puntos resolutivos de una sentencia de amparo. Conforme a la Ley de Amparo vigente, el Congreso del Estado pudo haber esperado a que la sentencia quedara firme y con posterioridad solicitar la intervención del juzgado para supervisar que los resolutivos fuesen cumplidos de forma integral.

Tres. Si es una omisión no haber consultado a la Junta de Gobierno y Coordinación Política para tomar la decisión de recurrir esta sentencia. Si este caso fuese relativo a la potencial afectación al patrimonio del Congreso, pudiera actualizarse el supuesto de incurrir en responsabilidad por no llevar a cabo una defensa adecuada; sin embargo, en tanto este caso está relacionado con un asunto político y de reconocimiento de derechos, el procedimiento que se siguió no es adecuado ni legítimo.

La iniciativa que será presentada por los diputados de oposición en conjunto incluye a los legisladores Dessire Ángel Rocha, Martha Lourdes Ortega Roque, Yulma Rocha Aguilar, Irma Leticia González Sánchez, Hades Berenice Aguilar Castillo, Alma Edwviges Alcaraz Hernández, Martha Edith Moreno Valencia; Gerardo Fernández González, Ernesto Millán Soberanes, David Martínez Mendizábal, Cuauhtémoc Becerra González y Pablo Alonso Ripoll.

"Es necesario adoptar medidas para prevenir la discriminación de las personas pertenecientes a la diversidad sexual. Tan sólo en Guanajuato, de 2015 a 2020, se documentaron al menos 18 crímenes de odio", se señala también en la justificación de la iniciativa.

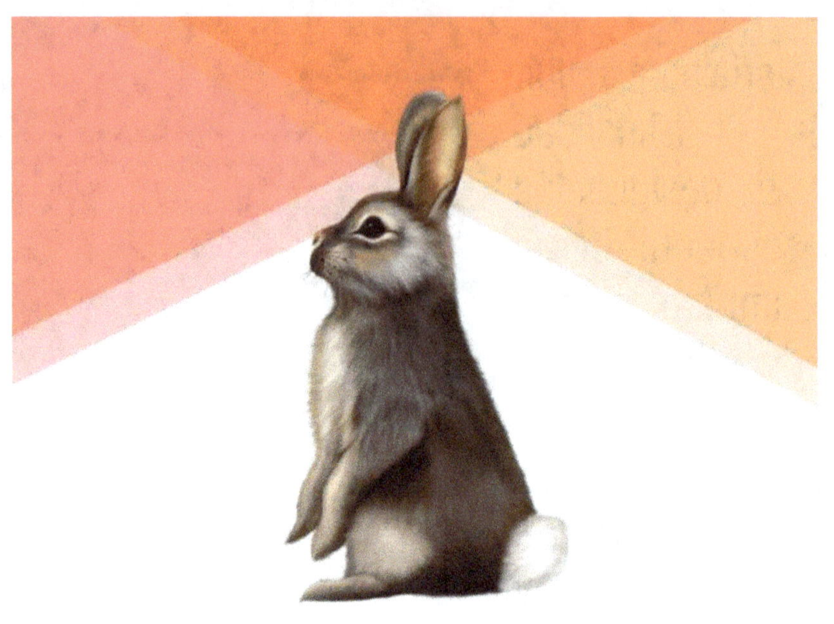

Conejo en canal,
en mixiote, a la naranja,
en almendrado,
con mole verde y rojo,
en pasilla de la cocina a tu mesa.
Inf. 5512948227 y 5575252695

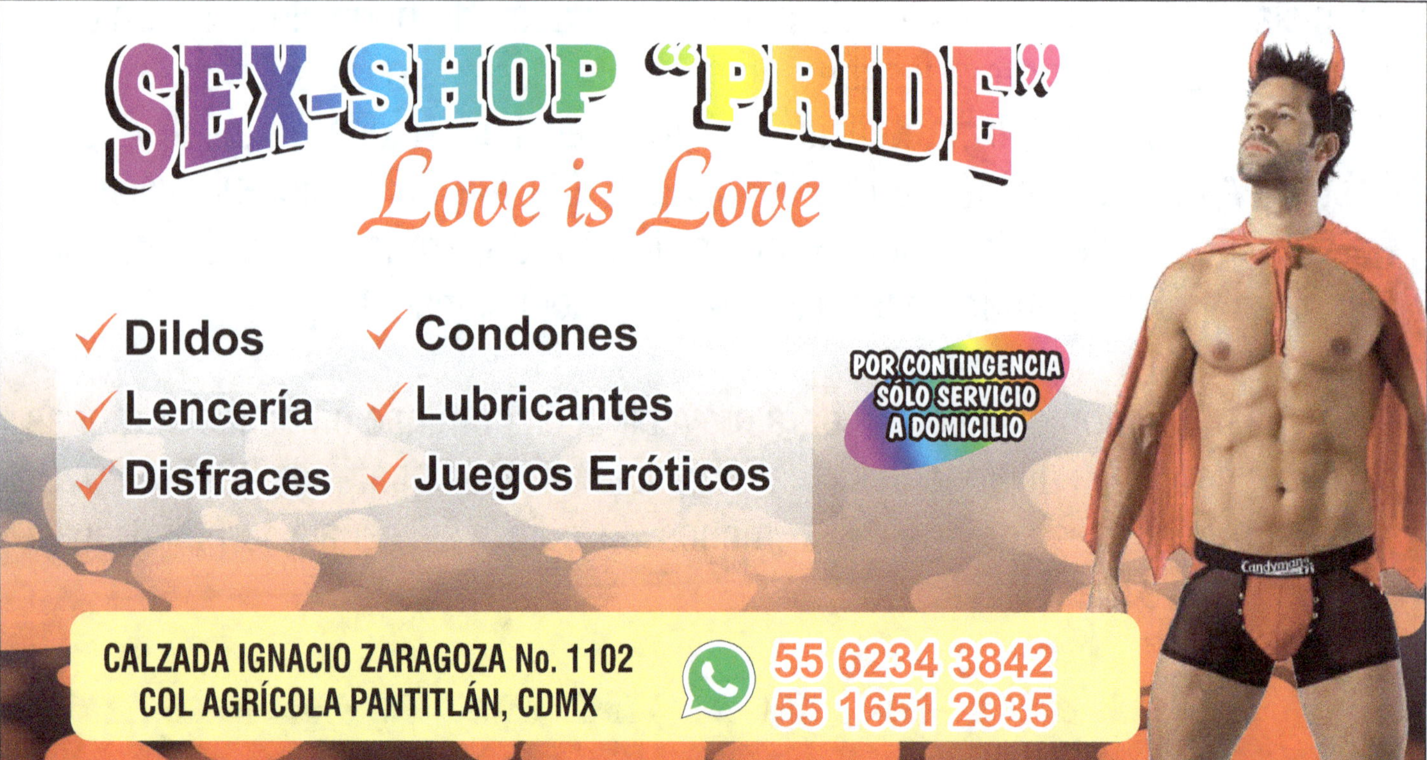

SEX-SHOP "PRIDE"
Love is Love

✓ Dildos   ✓ Condones
✓ Lencería   ✓ Lubricantes
✓ Disfraces   ✓ Juegos Eróticos

POR CONTINGENCIA
SÓLO SERVICIO
A DOMICILIO

CALZADA IGNACIO ZARAGOZA No. 1102
COL AGRÍCOLA PANTITLÁN, CDMX

55 6234 3842
55 1651 2935

TERAPIAS DE CONVERSIÓN DE PERSONAS LGBT CAUSAN DESAPARICIONES: ONU

FUENTE: jornada.com.mx

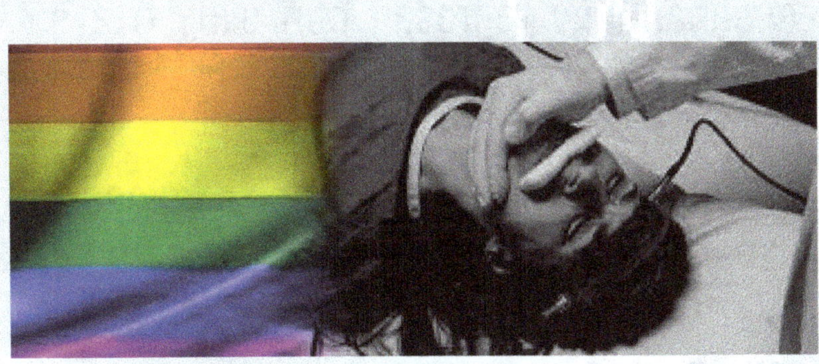

En México, muchas desapariciones de personas lesbianas, gays, bisexuales, trans e intersexuales (LGBT) se relacionan con fines "de limpieza social" o de explotación sexual, frecuentemente tras el internamiento en los llamados centros de terapias de reconversión, alertó el Comité contra la Desaparición Forzada (CDF) de la ONU.

En su informe sobre la crisis de desapariciones en el país, publicado el martes pasado, expuso que durante su visita a territorio nacional –en noviembre pasado–, recibió también información sobre casos de personas de la diversidad sexual que "habrían sido cometidas por fuerzas de seguridad o por la delincuencia organizada con distintos niveles de connivencia de las autoridades". En su documento, los señalados por el CDF se refieren sobre todo a hechos ocurridos en Jalisco, Michoacán y Veracruz.

Mauricio Ayala Torres, coordinador del Observatorio Nacional de Crímenes de Odio contra Personas LGBT en México, que presentó información al organismo, explicó que la desaparición, tras el internamiento en el centro de terapias de conversión, se da "de manera temporal" y parte del "afán", sobre todo de familiares de la víctima y gente cercana a ésta, de "corregir" su orientación sexual e identidad de género. En la gran mayoría, los internamientos se hacen sin consentimiento del afectado.

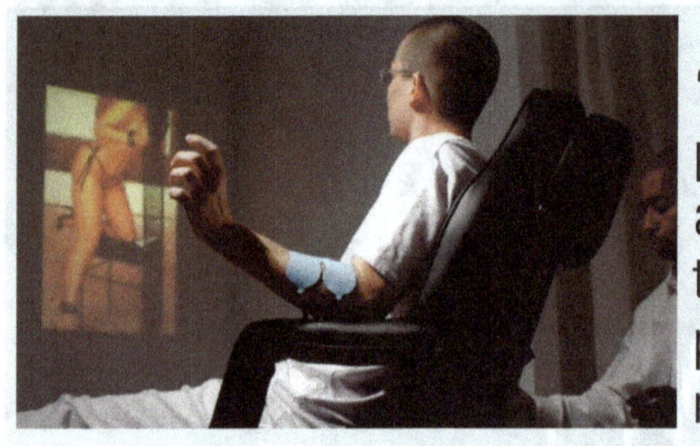

"Son los amigos y las parejas de las personas LGBT quienes han reportado la ausencia, que más bien es de manera temporal, pero muchas veces no dan con su paradero y además en ocasiones no necesariamente regresan con ellos o a su origen", sostuvo en entrevista.

Denunció que esta terapias son impulsadas sobre todo por "grupos religiosos y antiderechos, promotores de malinformar a las familias de estos espacios de 'mejora de la salud' –así venden esa información–, y las personas, al no contar con datos claros y científicos, desafortunadamente acceden".

Ayala Torres resaltó que si bien estas prácticas, que han sido denunciadas, han afectado principalmente a la población joven, y actualmente se ha dado un incremento en casos de mayores de 30 años.

En el país, dijo, sólo siete estados han prohibido las terapias de conversión: Ciudad de México, estado de México, Tlaxcala, Colima, Zacatecas, Yucatán y Baja California Sur.

En cuanto a las desapariciones cometidas por delincuencia organizada, suceden, dijo, sobre todo en estados con altos índices de violencia. Ser LGBT, joven, activista y vivir en un contexto de este tipo, los pone en mayor riesgo, afirmó.

Ayala Torres lamentó que el país siga sin contar con estadísticas sobre desapariciones y asesinatos en contra de esta comunidad. En su último informe, el Observatorio registró cinco casos de desaparición y 68 homicidios, entre mayo de 2020 y abril de 2021.

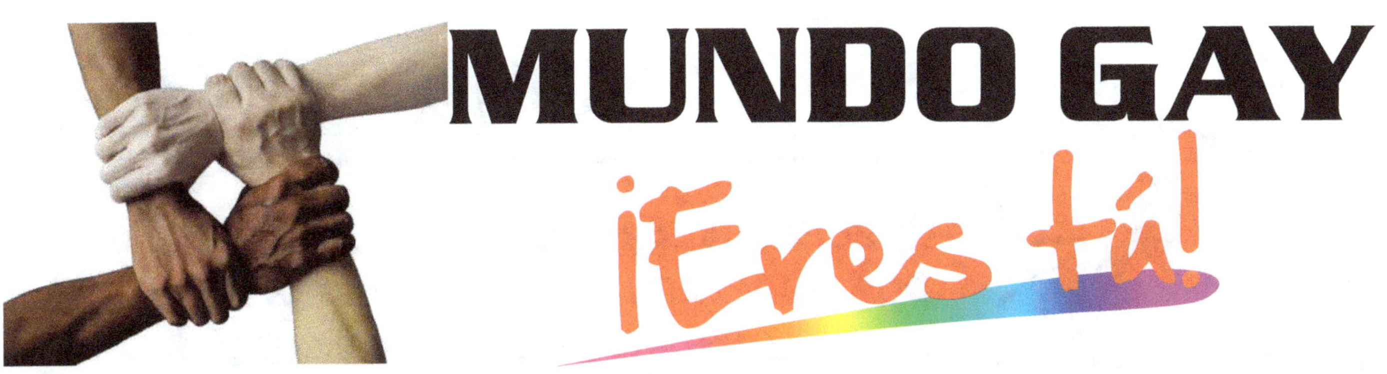

¡Hola holaaaaa a todos!

¿Cómo están nuestros amigos de todo el mundo? Les mandamos un afectuoso saludo a todas, todos, todes desde México hasta donde se encuentren ustedes. No saben cómo nos gusta cuando nos escriben y nos mandan sus aportaciones, porque como siempre hemos dicho y lo seguiremos recalcando todavía más en esta sección: ¡NUESTRA REVISTA LA HACES TÚ!

Así que una vez más publicamos sus aportaciones. Manda tu poema, dibujo, meme, crítica, denuncia, declaración de amor, etc. ¿Tienes algo que decirle al mundo? ¿Algo que quieras compartir y nadie te hace caso? ¡NOSOTROS SÍ! Manda tu aportación a nuestro correo: mundogay.revista@gmail.com y será publicada en esta sección. **¡APROVECHEN QUE ES GRATIS!**

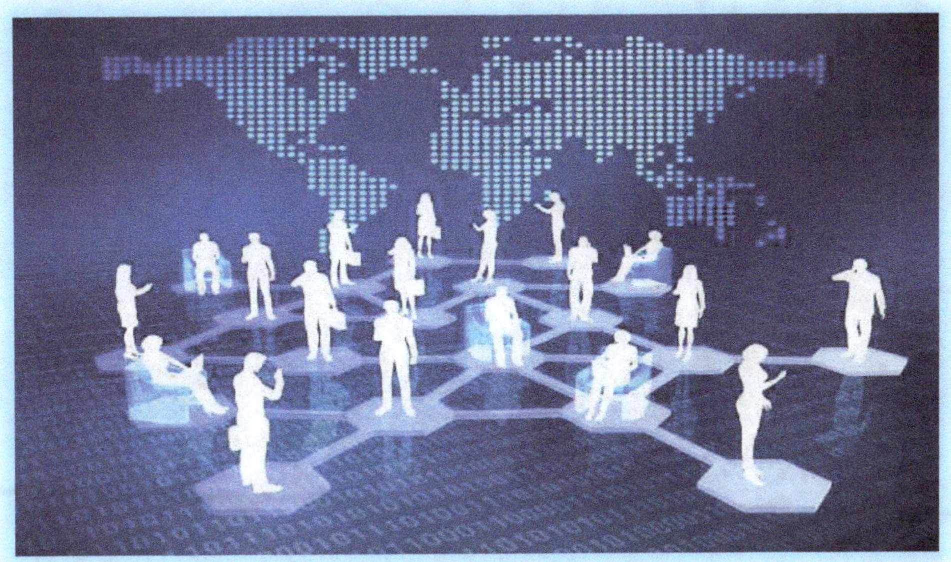

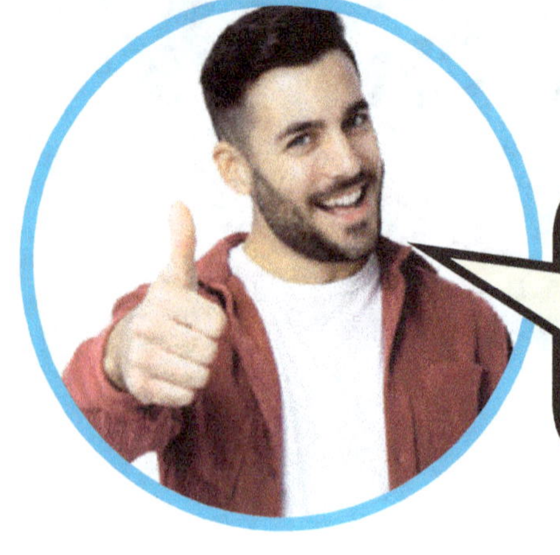

Agradecemos a nuestros Lectores por enviarnos sus aportaciones a mundogay.revista@gmail.com

5 sentadillas
En el gym

50 sentones
En un pitote

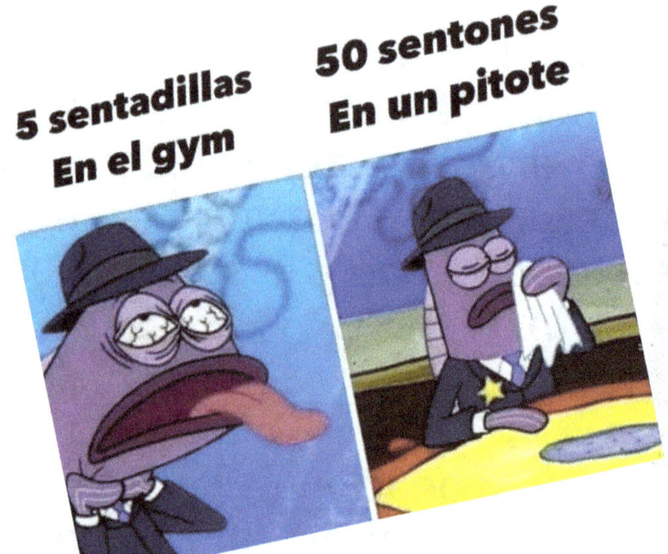

Definición de
HOMOFOBICO:
Persona pelotuda que
tiene miedo que el culo
lo traicione.

Chacales en el antiguo Egipto/
Chacales en el México actual.

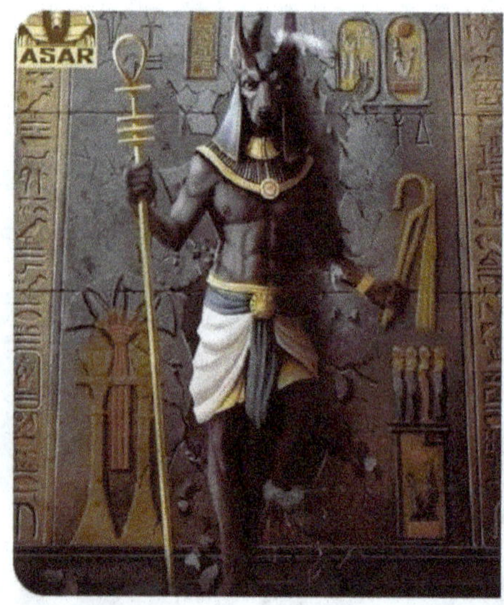

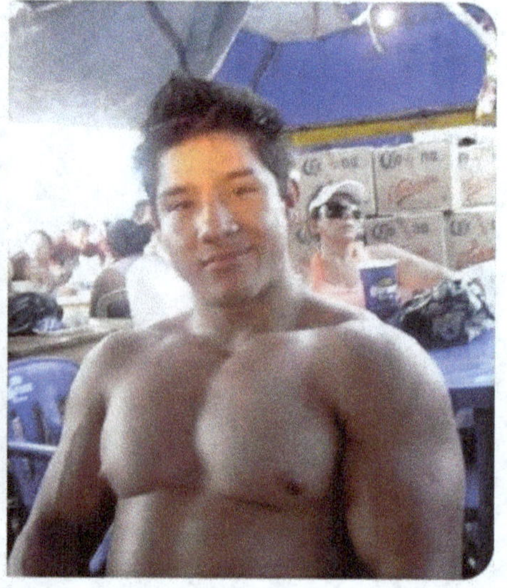

Agradecemos a nuestros Lectores
por enviarnos sus aportaciones
a mundogay.revista@gmail.com

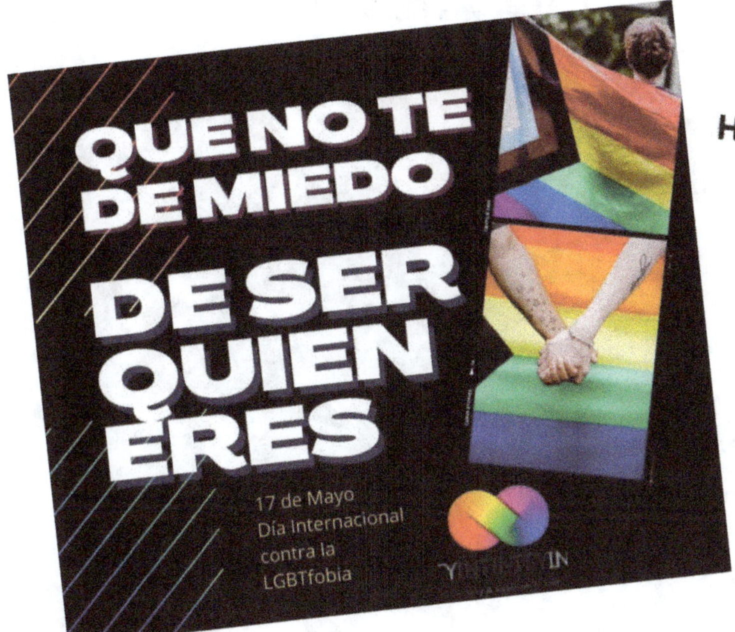

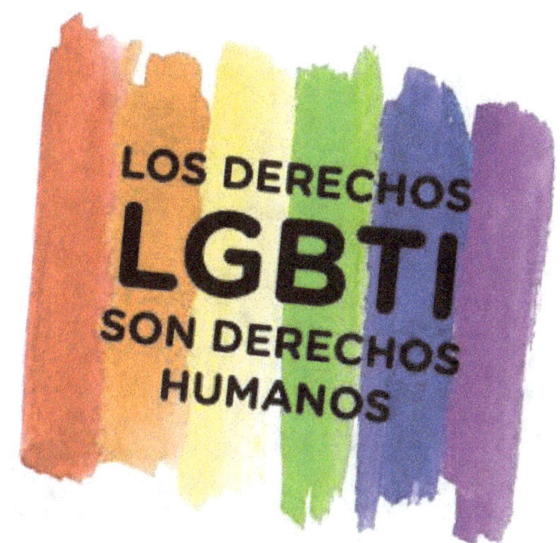

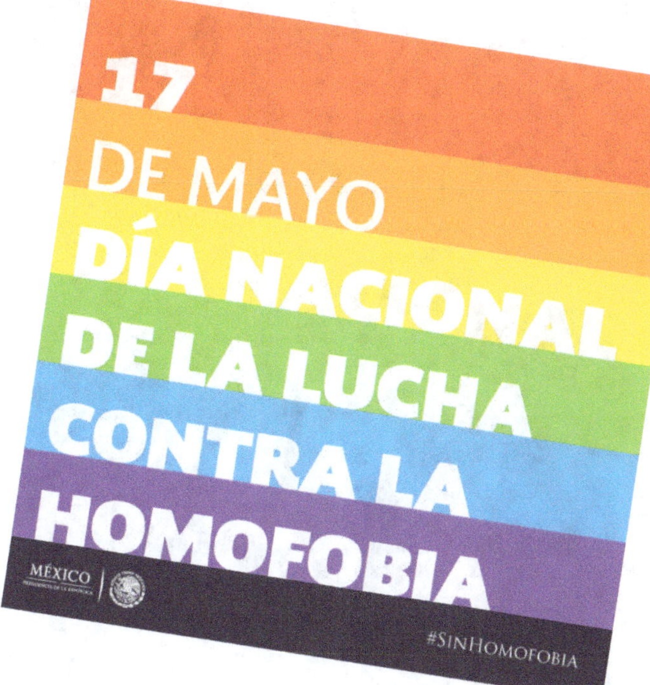

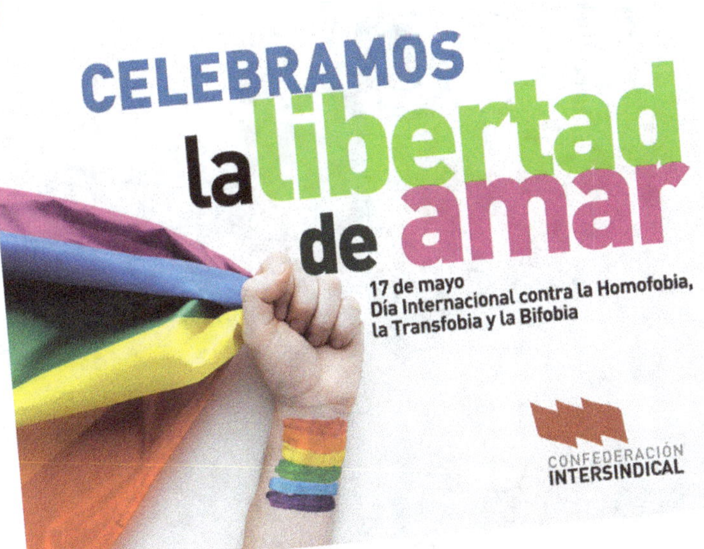

Feliz
día
Mamá

Feliz
10
DE MAYO
MAMA

¡FELIZ DÍA,
MAMÁ!

10
MAY
Mother's Day

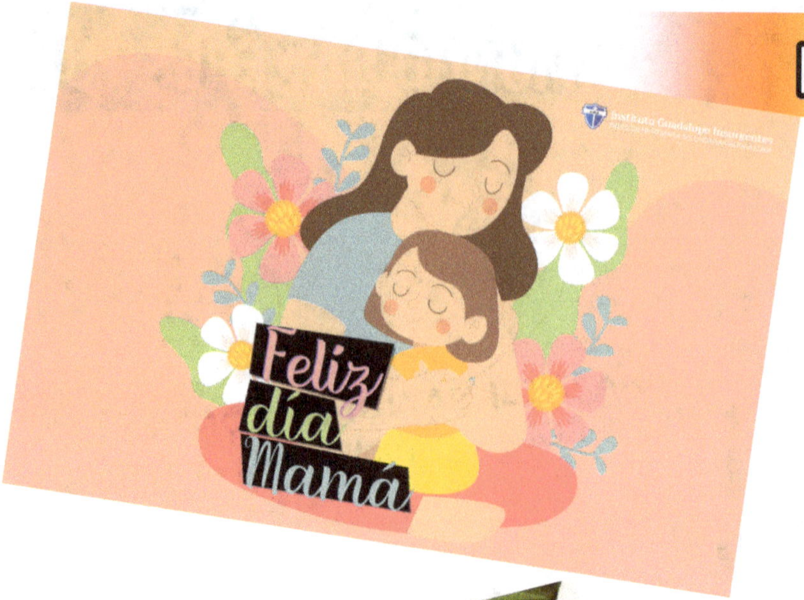

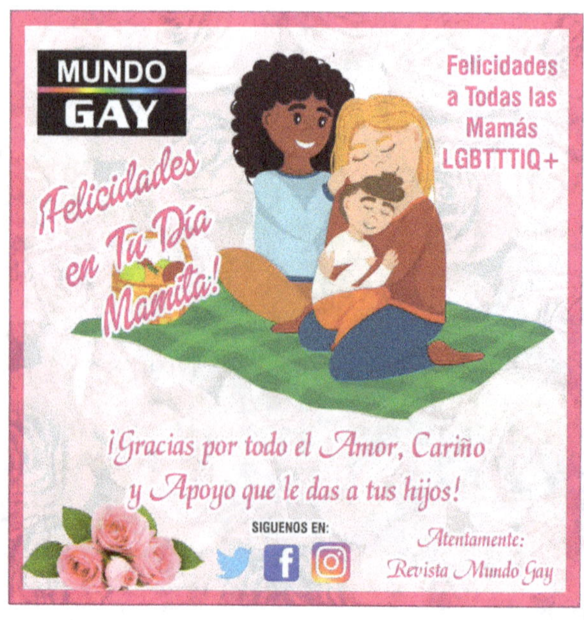

MUNDO
GAY
Felicidades
a Todas las
Mamás
LGBTTTIQ+
¡Felicidades
en Tu Día
Mamita!
¡Gracias por todo el Amor, Cariño
y Apoyo que le das a tus hijos!
SIGUENOS EN:
Atentamente:
Revista Mundo Gay

10
MAY

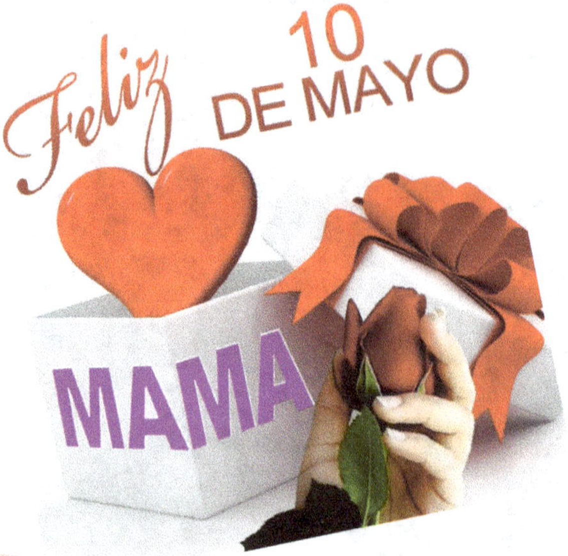

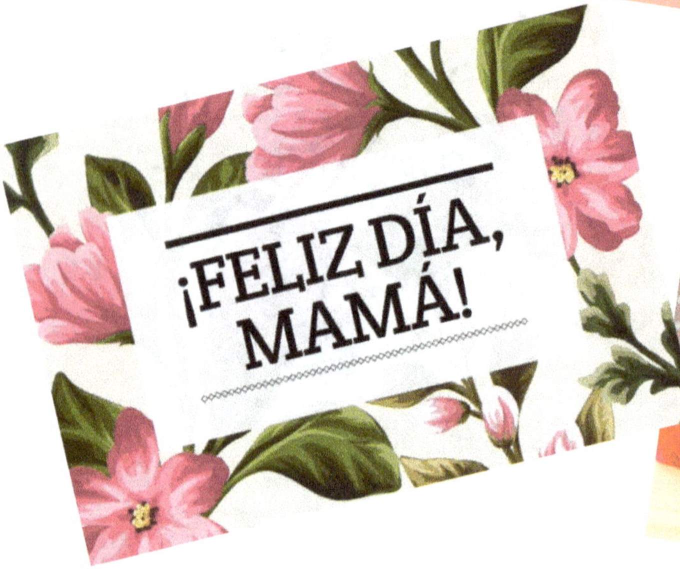

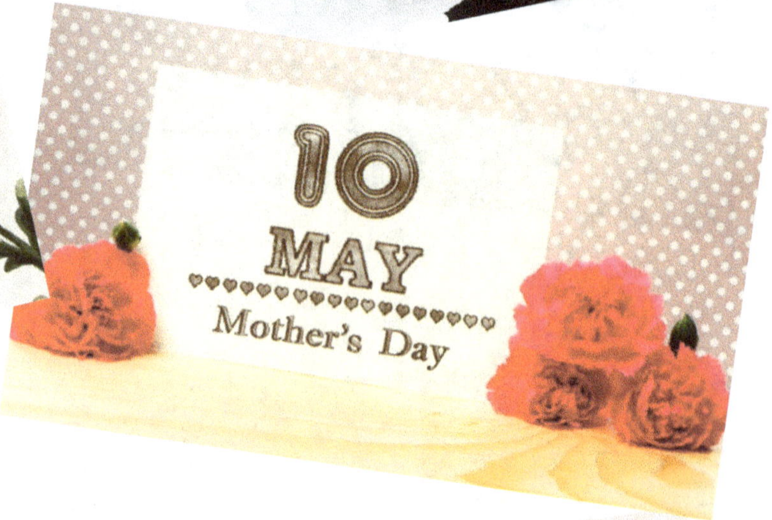

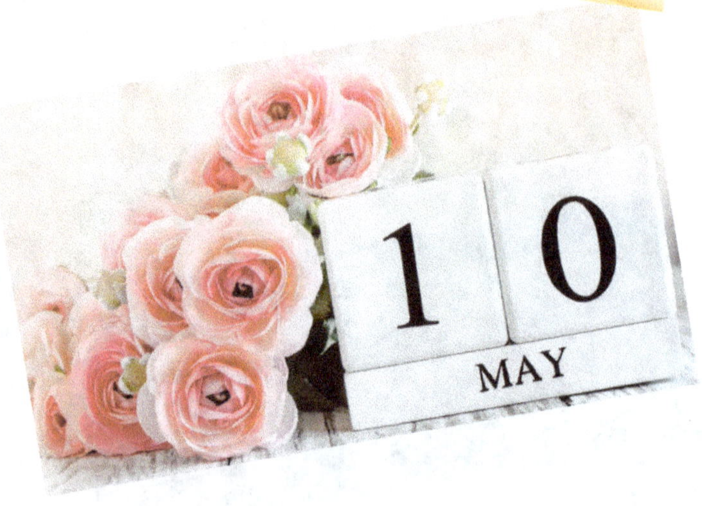

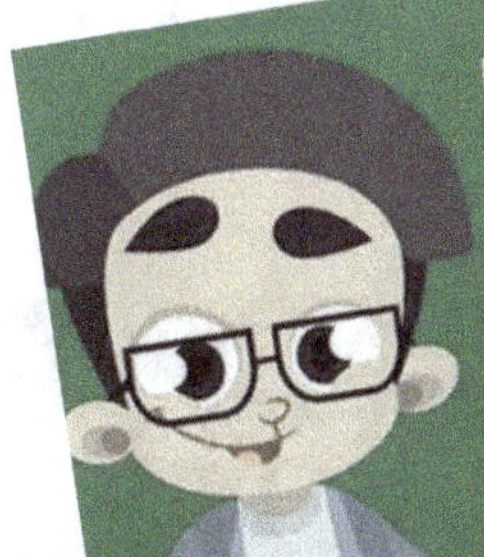
Gracias Maestro
por dar lo mejor de usted,
para entregarnos lo que
nadie nos puede quitar,
lo aprendido, la educación
y el conocimiento.
Gracias.

¡Feliz Día
Maestro!

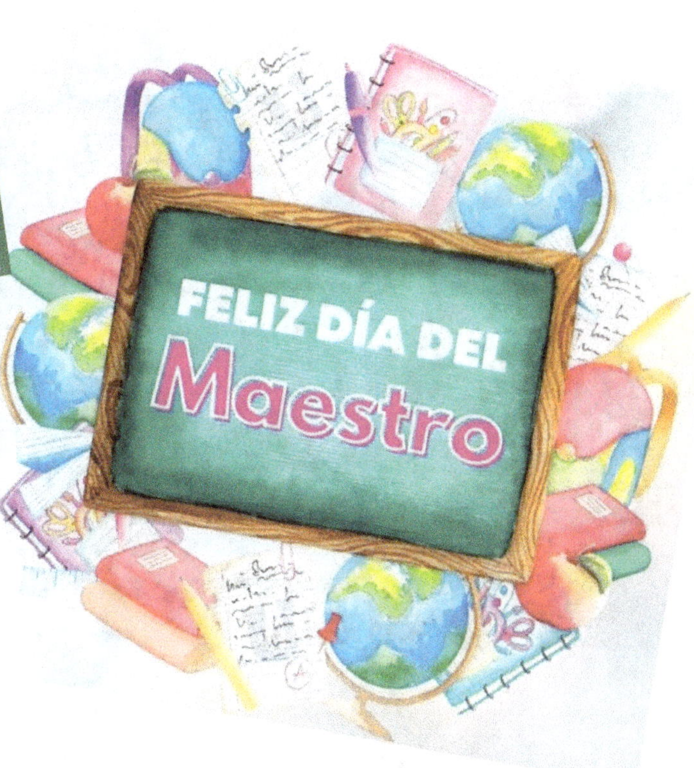
FELIZ DÍA DEL
Maestro

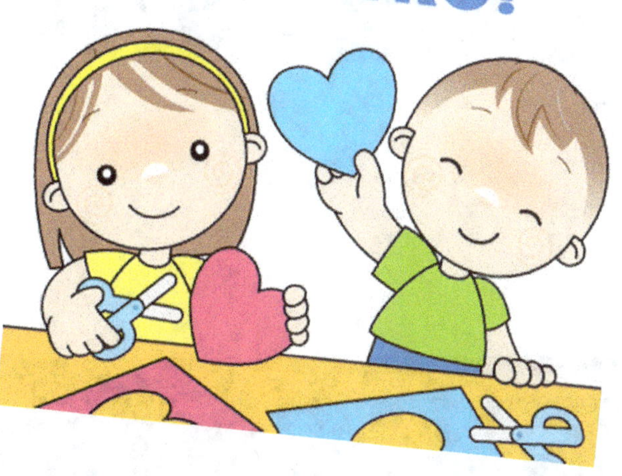
¡Feliz día del
MAESTRO!

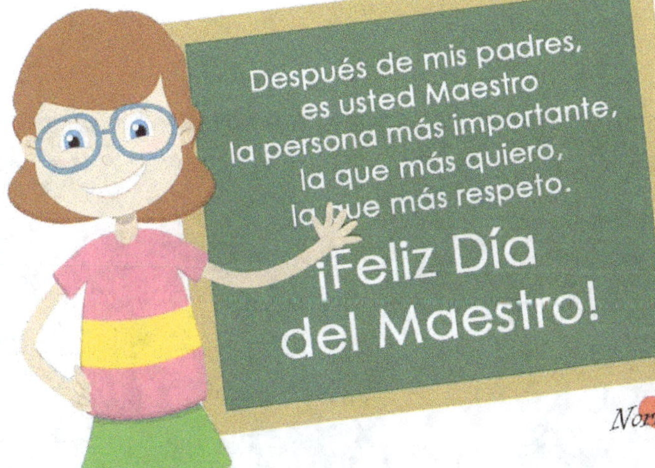
Después de mis padres,
es usted Maestro
la persona más importante,
la que más quiero,
la que más respeto.

¡Feliz Día
del Maestro!

Norfi

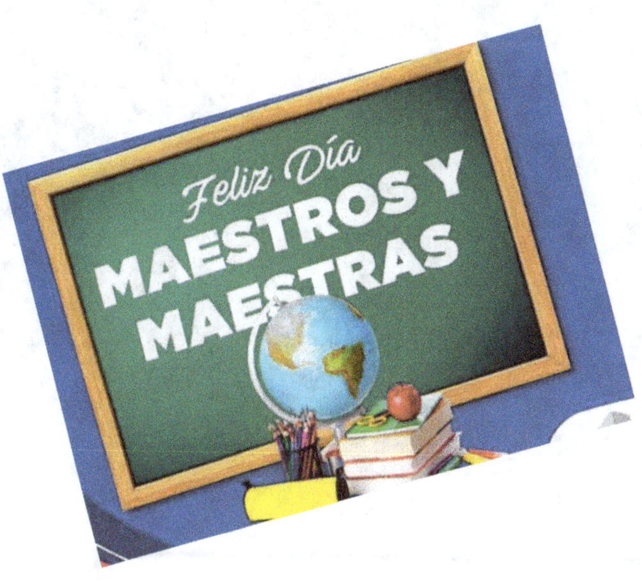
Feliz Día
MAESTROS Y
MAESTRAS

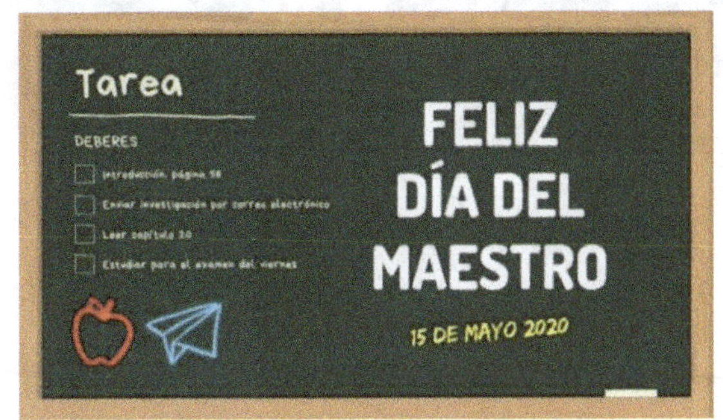
Tarea

DEBERES

Introducción, página 58
Enviar investigación por correo electrónico
Leer capítulo 20
Estudiar para el examen del viernes

FELIZ
DÍA DEL
MAESTRO

15 DE MAYO 2020

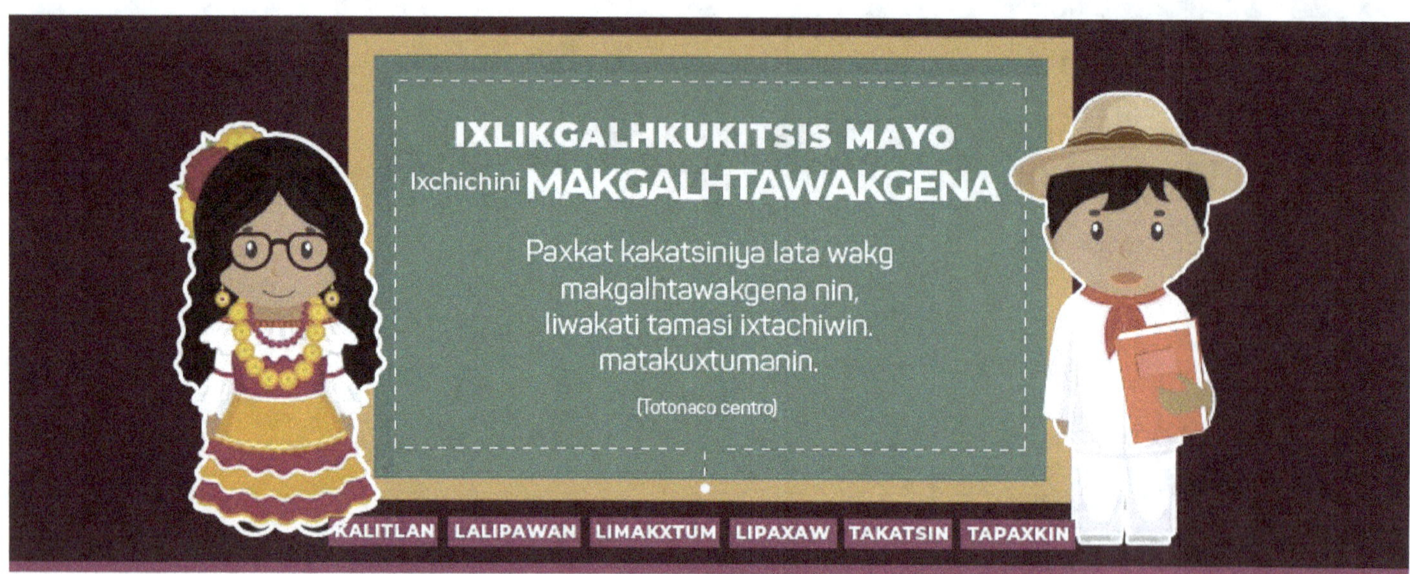

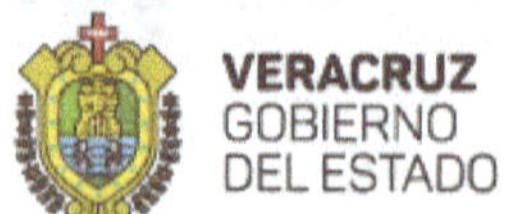

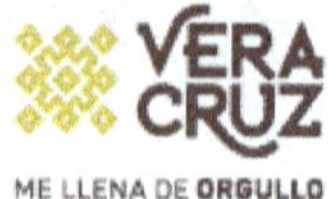

VERACRUZ
GOBIERNO
DEL ESTADO

DIF
Estatal
Veracruz

VERA
CRUZ
ME LLENA DE ORGULLO

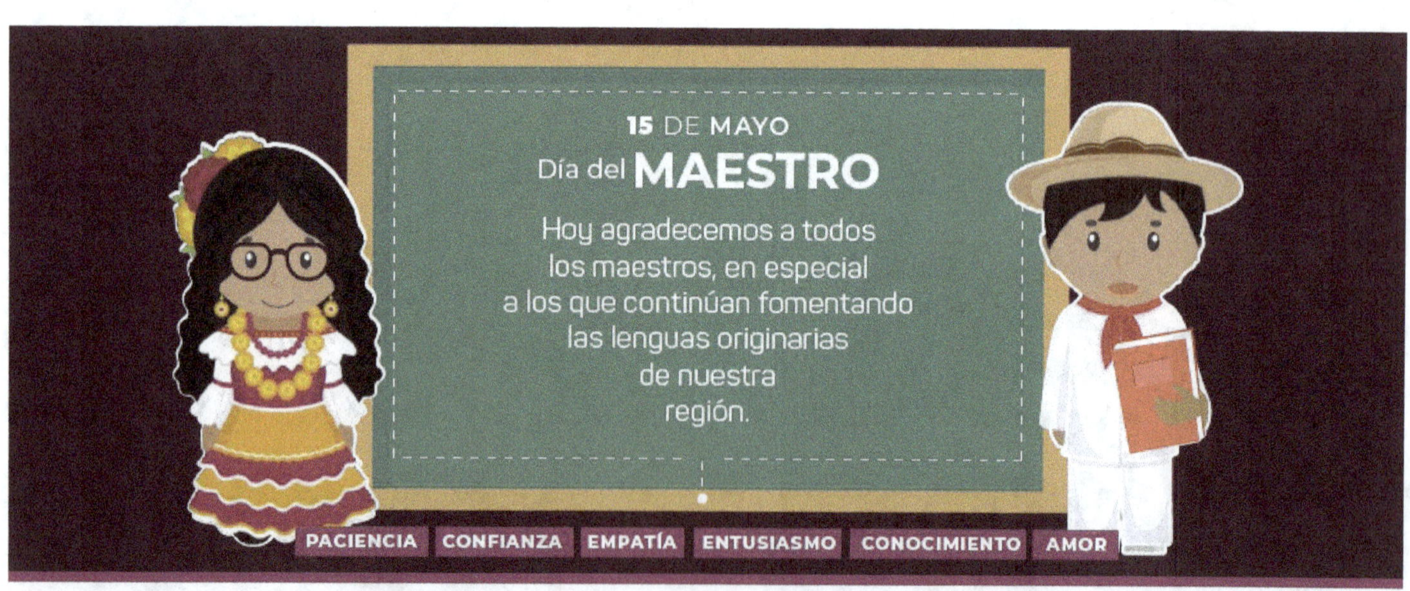

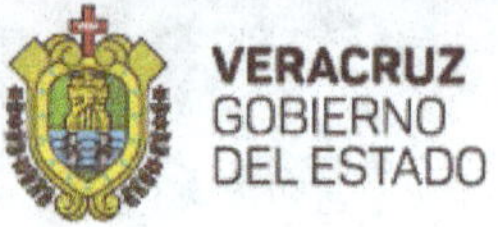

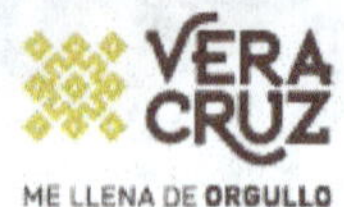

VERACRUZ
GOBIERNO
DEL ESTADO

DIF
Estatal
Veracruz

VERA
CRUZ
ME LLENA DE ORGULLO

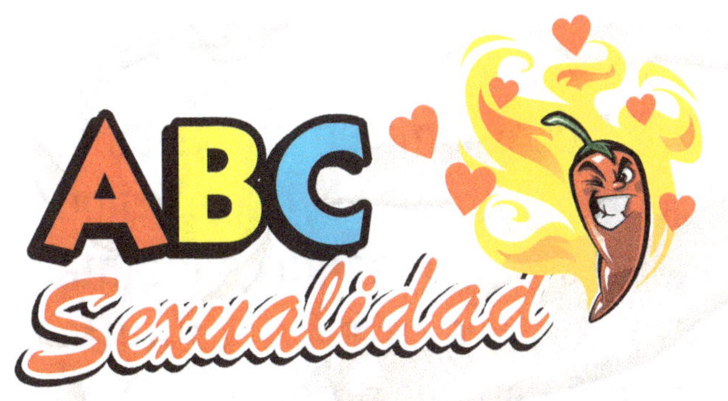
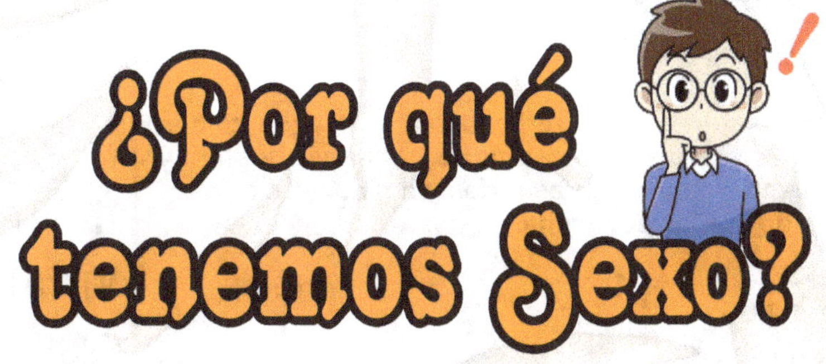

Saludos a todos, todas y todes. Los saluda con mucho cariño Juan Caliente, su amigo, confidente y cómplice de las cachonderías. Ya saben que aquí en este espacio es donde platicamos de las cosas que hacen que seamos unos expertos en la cama y también fuera de ella. Ya que eso muchas veces es la diferencia entre que digan "¡Ufff! Primera y última vez contigo" a "¡Estuvo de lujo! ¿Nos vemos mañana otra vez?" También muchas veces es la diferencia entre que seas uno de tantos a que seas inolvidable o que como se dice coloquialmente "no te dejen escapar" jejejeje.

Sin embargo, como hemos dicho muchas veces, no todo es siempre hablar de tips sexuales (aunque generalmente nos encanta jajajaja). También hay que hablar de la parte emocional porque va junto con pegado. Muchos dicen que no, pero la realidad es que las relaciones sexuales no son solamente un momento de placer. También nos afectan emocionalmente, por mucho que quieran separar las cosas.

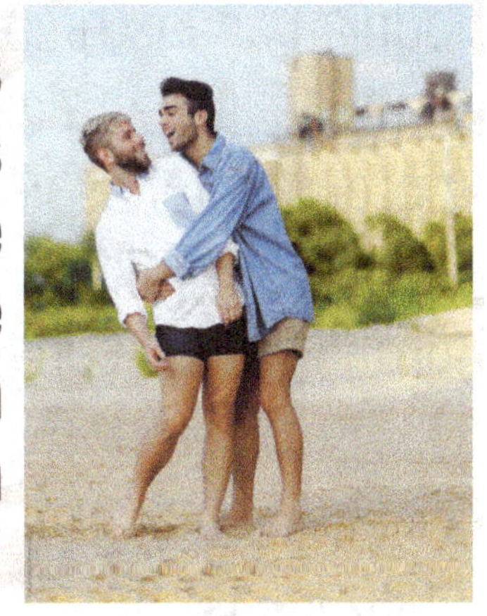

En esta ocasión quise seguir hablando de sexo, pero desde otro punto de vista. Haciéndonos las preguntas, **¿POR QUÉ TENEMOS SEXO? ¿PARA QUÉ TENEMOS SEXO?** La primera respuesta lógica que encontramos, que no está mal, fue de "Porque se siente rico" "Por placer". Estas preguntas las pusimos en nuestras redes sociales, pero curiosamente, la mayoría nos respondió a nuestro correo mundogay.revista@gmail.com donde muchos quisieron conservar su anonimato ante la justificación del por qué buscan relaciones sexuales, otros nos dijeron que respondían por ahí, porque no querían que en los grupos de

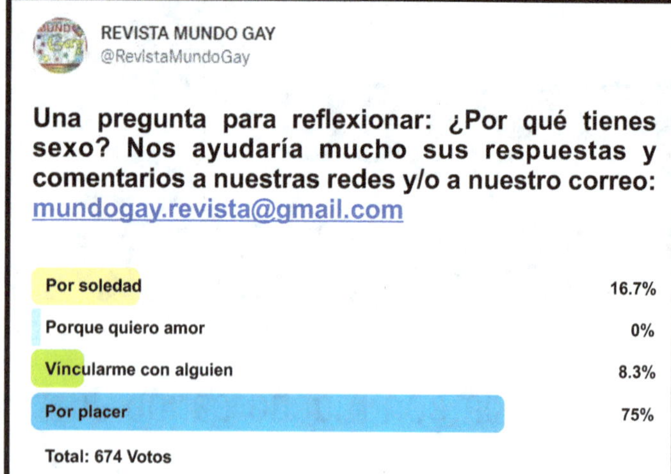

whatsapp o en las redes "leyeran lo que pusieron". Lo cual también es bastante respetable, pero nos deja ver que ese tipo de respuestas hace sentir bastante vulnerable a la gente, y cuando responden prefieren que no sea de forma pública.

Aprovecho, para agradecer a todos los chicos, chicas y chiques que nos respondieron la encuesta, así como también nos mandaron sus respuestas o más bien explicaciones de por qué respondieron así.

Algo curioso cuando respondieron el "¿Por qué tienen sexo?" de forma más libre y extendida, fue que comentaron cosas que no siempre concordaban con lo que ponían en las respuestas de la encuesta o que abarcaban varios temas. No se trata de juzgar a nadie, sino que entre todos ayudarnos a entendernos. Esto es porque muchas veces hacemos las cosas sin estar conscientes del por qué las hacemos, o las hacemos por una reacción a los que nos pasa o por alguna problemática consciente o inconsciente que traemos con nosotros.

Así que compartiremos los testimonios de las personas que amablemente nos respondieron:

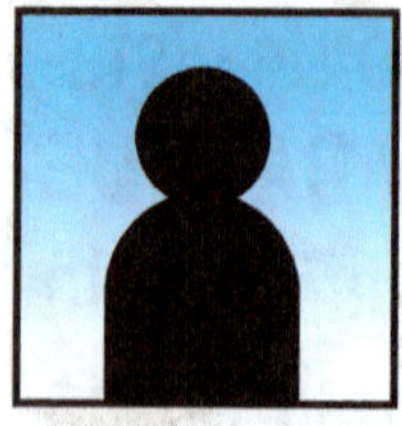

ALICIA (MÉXICO). Yo tengo sexo por placer. Igual que todos, pues se siente rico que te hagan tru-trú. No tengo pareja actual, pero principalmente lo busco cuando me siento triste y sola. Eso me levanta mucho el ánimo.

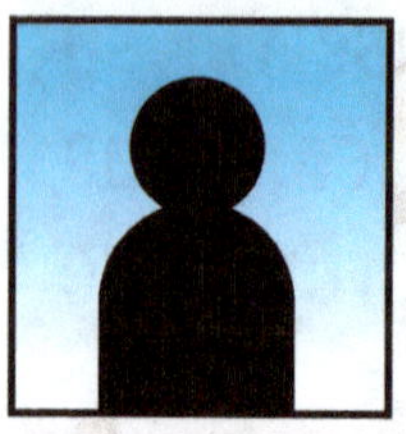

RAMÓN (MÉXICO). Les contesto por aquí porque si contesto en el face, me van a echar carrilla mis amigos, ya saben que el face es bien chismoso y cualquier cosa que uno publica, les aparece notificación a tus amigos. Yo tengo sexo por placer, igual que todos los hombres. No soy de esas mamadas de andar de noviecito. La pareja no es para mí y sólo busco placer sin compromiso y punto.

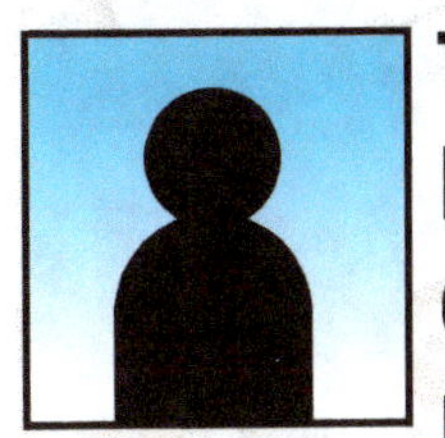

TOBY, (ESTADOS UNIDOS). Me parece interesante su encuesta. Nunca me había puesto a pensar en eso. Normalmente voy a tener sexo, porque no tengo pareja y busco placer. Especialmente cuando me siento solo. No me quiero casar con nadie, porque soy joven, pero a veces me gustaría como algunos de mis amigos, tener novio.

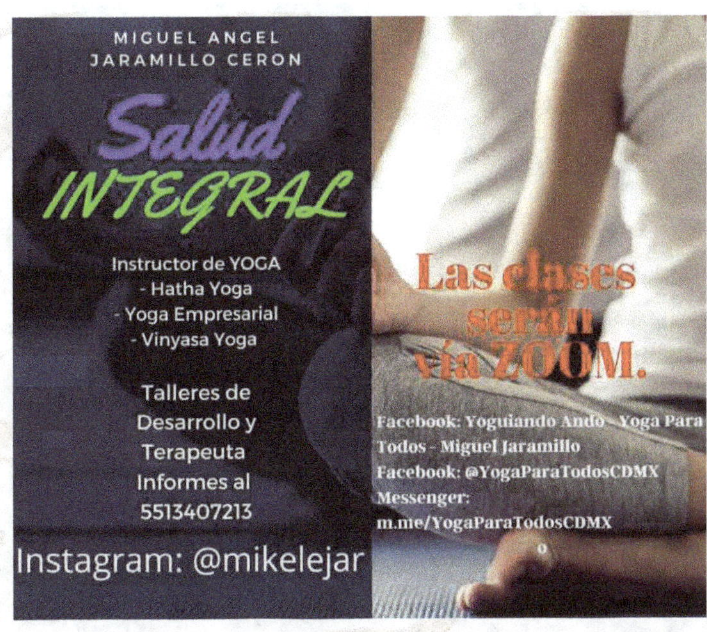

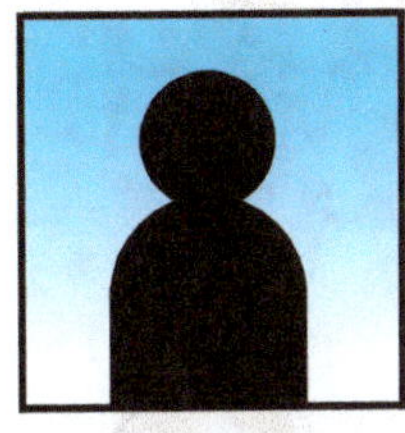

ALEX (GUANAJUATO, MÉXICO). Yo tengo sexo por placer y también porque en estos tiempos ya nadie quiere tener pareja. Son muy promiscuos. He intentado tener novio, pero no ha funcionado.

SEXYBELLO (ITALIA). Hola, un saludo desde Torino, Italia. Yo les contestaré con la verdad, aunque suene feo. Yo tengo sexo por soledad. Nadie quiere que sea su pareja. No soy feo, pero tampoco cumplo los estereotipos de belleza. Así que voy a los lugares de encuentro y ahí siempre hay con quién tener sexo en el cuarto oscuro.

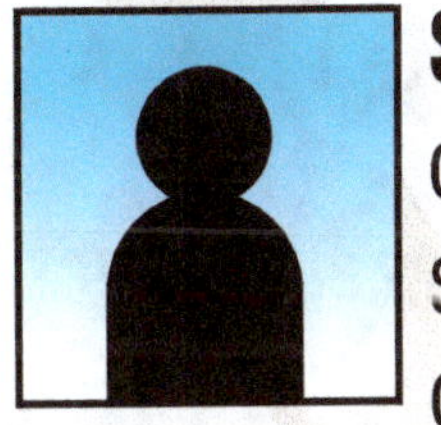

JESSICA (MÉXICO). Yo tengo sexo por placer. Soy mujer trans y considero que no hay que estar amarrado a alguien para que puedas disfrutar del sexo. Curiosamente, desde que me operé tengo más sexo que antes, porque me siento más libre y más yo. Yo recomiendo que la gente tenga sexo regularmente. Te levanta el ánimo y evita que estés deprimida.

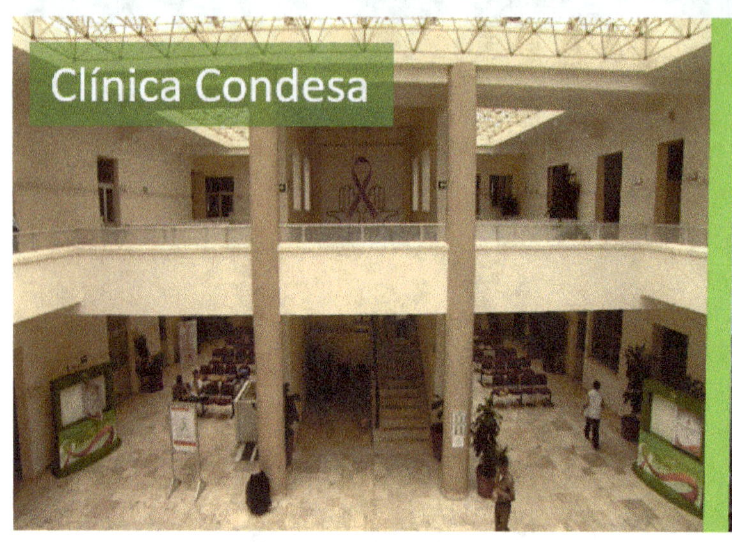

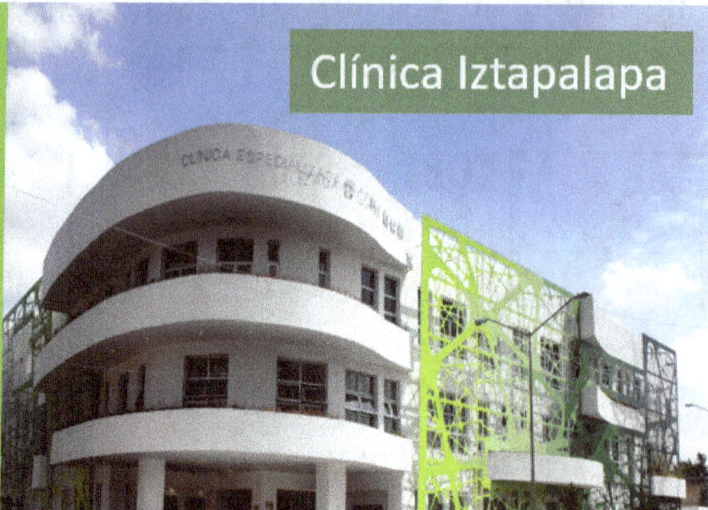

INFÓRMATE

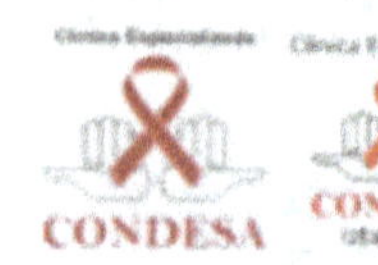

EN **NUESTRAS REDES SOCIALES** Y HAGAMOS EQUIPO EN LA PREVENCIÓN Y ATENCIÓN DEL VIH, HEPATITIS C Y OTRAS ITS

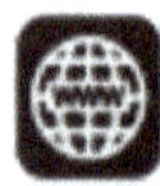
www.condesadf.mx

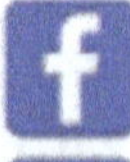
/ClinicaCondesaOficial

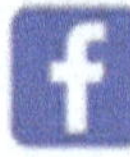
/CONDESAIZTAPALAPAOFICIAL/

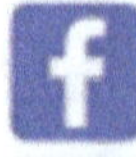
/clinicatransoficial

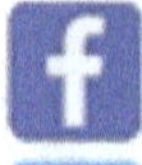
/clinicaadheranciacec

@CdmxClinica

Servicios GRATUITOS

HORARIO:
CONDESA CUAUHTÉMOC de 7:00 a 19hrs
CONDESA IZTAPALAPA de 7:30 a 15hrs

DIRECCIÓN:

CLÍNICA ESPECIALIZADA CONDESA CUAUHTÉMOC

Benjamín Hill 24 Colonia Hipódromo Condesa, Alcaldia Cuauhtémoc
CP. 06140, Ciudad de México.
Referencia: Cerca del metro Juanacatlán y Patriotismo o Metrobús la Salle.

CLÍNICA ESPECIALIZADA CONDESA IZTAPALAPA

"Dr. Jaime Sepúlveda Amor"
Avenida Combate de Celaya sin número
Entre Campaña de Ébano y Francisco Rivera
Colonia U H Vicente Guerrero, Alcaldía Iztapalapa, CP 09730, Ciudad de México.
Referencia: Clínica 47 del IMSS y CETIS 53 del IPN

DANY (MÉXICO). Yo tengo sexo, porque busco vincular con alguien, pero ya tengo 44 años. Ya no somos de manita sudada. Además de que estoy buscando un hombre con el que me entienda fuera de la cama, pero también quiero que el sexo sea lo máximo. Ya tengo algo de experiencia y mis errores me ha costado saber lo que quiero y lo que no quiero en un hombre. Espero que esta vez vaya a la segura.

HERIBERTO (MÉXICO) Yo tengo sexo porque me encanta la verga. Tengo 20 años y ahorita que soy joven pienso vivir la vida. Yo me casaré cuando encuentre a un hombre que me haga gritar de placer en la cama y me haga sentir amado. Pero quiero que me haga el amor diario. Sé que estás por ahí y cuando te encuentre NO TE DEJARÉ ESCAPAR.

MATEO (ESPAÑA). A mí me gusta follar, porque me hace sentir bien. Es muy bonito sentir placer, además de que me siento mucho más cerca de mi chico. Yo creo que soy de esos amantes a la antigua. Para mí es muy importante sentir algo por el hombre con quien estoy en la cama. A veces me dicen que pienso como anciano aunque tengo 29 años.

ALBERT (ESTADOS UNIDOS) Yo tengo sexo porque me hace sentir bien. Especialmente cuando me siento solo. Pasé mucho tiempo de mi juventud de hombre en hombre, sin nunca encontrar el amor. Ahora que tengo 65 años, es mucho más complicado hacer que un hombre se fije en mí. Casi siempre se van buscando jovencitos. Sin embargo, todavía hay a quien le gustan maduros. Espero pronto encontrar un amor que al igual que yo se encuentre solo y que me acompañe en mi soledad.

HUGO (ARGENTINA). Pues el sexo llega a ser para uno tan indispensable como el agua. Yo lo hago por placer. Hay muchos que cobran, pero yo pienso que eso te deja al final vacío. Yo ya lo viví porque pensaba que si quería sexo era porque le importaba. Pero era muy ingenuo en ese entonces, era casi un pibe. Tenía 15 años cuando tuve mi primer relación con un hombre. Ahora la vida me ha curtido y ya no soy ingenuo. Tengo 27 años y me gusta mucho tener sexo con hombres. Encontrar un hombre que se quiera casar está muy difícil. Si llega bienvenido, pero mientras me puedo divertir en la búsqueda.

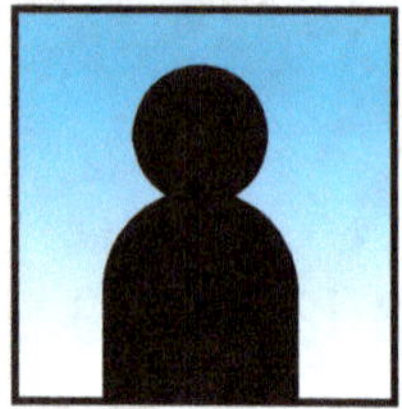

EDWARD (INGLATERRA). Es una pregunta estúpida. Todos tenemos sexo por placer.

MARIO (MÉXICO). Yo cojo por placer y porque para que una relación funcione, también uno tiene que tener buen sexo. Si no, se van con cualquier ofrecido. Yo tengo a mi novio y me tiene muy bien atendido y exprimido. Me da todo el sexo que yo quiero y cuando yo quiera. Me considero afortunado y agradecido con la vida por eso.

LUC (FRANCIA). Yo lo hago por placer. El sexo es parte también de conocer a una persona. Si no se entienden en la cama, pienso que es poco probable que la relación funcione como pareja, se quedarían como amigos. Hacer el amor es parte de conocer a tu pareja para ver si son compatibles. Uno lo hace por placer, pero si te sientes bien y tienes buena conexión con la otra persona uno viene por más.

GINO (ITALIA). Los hombres lo hacemos por placer. Aunque a veces nos hacemos adictos a esa sensación de placer y cuando tenemos a alguien, dejamos de valorar lo que tenemos en casa por la emoción de la novedad. Yo soy terapeuta y he visto muchos casos en parejas gays donde sucede eso.

FRANK (ESTADOS UNIDOS). Yo contesto por aquí, porque esta respuesta es muy personal. Si la leen en el twitter o facebook, me harían bullying en el trabajo o mis amigos. Yo tengo muchas veces sexo con algunos hombres porque no sé cómo tener pareja.

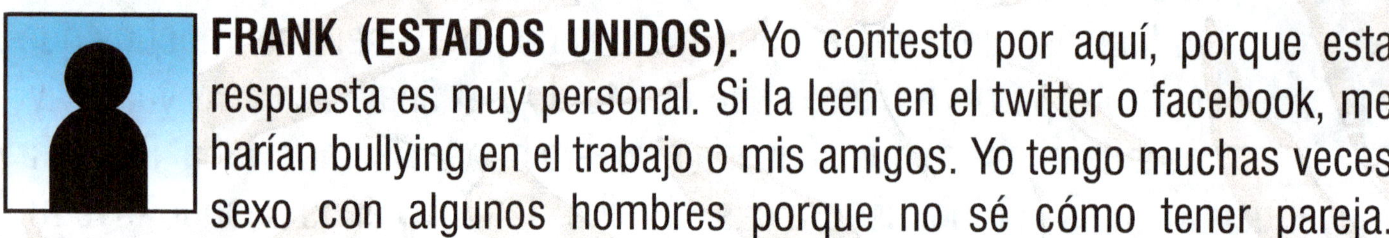

Irremediablemente terminan dejándome o yo los dejo. Me han sido infieles o me maltratan. Por eso pienso que estoy mejor solo, sin embargo, el sexo es una necesidad. Voy a los lugares de encuentro y ahí desquito mis ganas de cock.

MAURICIO. (MEXICO). Yo tengo sexo para dos cosas: Vincularme con alguien y darnos placer mutuamente. No soy de tener pareja, pero sí tengo varios amantes o cogiamigos. Nos vemos regularmente para tener sexo, pero cada quien tiene su casa. Yo no soy de los que hacen la pendejada de mentirles diciéndoles "tú eres el único". Todos saben que salgo con los 5 y todos estamos bien. En una ocasión hice una comida en mi casa con todos y la pasamos bastante bien. Obviamente terminamos teniendo sexo, pero fue muy padre. No fue nada más el deseo carnal, no sé si me explico. Nos preocupamos unos por otros. Nos cuidamos... No sé si sea lo que dicen poliamor, porque no vivimos juntos todos, pero platicamos. Incluso tenemos un grupo de whats donde estamos todos. Creo que el sexo más allá del placer te permite crear ese vínculo especial con otra u otras personas. A mí, bueno, a nosotros nos funciona bien así. No sé, cada quién tiene que buscar lo que le funcione y le haga feliz.

EUGENIO (MEXICO). El sexo tiene como meta principal darnos placer. Sin embargo, va pegado el vincularse con alguien, porque si repites con el mismo chico, obviamente la cosa va convirtiéndose en algo más que sexo. No importa si hay compromiso o no. Es la neta, "por algo repite uno".

SERGIO (MÉXICO). Yo soy una persona muy solitaria. Tengo 63 años y me tocó una época de muchísima represión, especialmente en mi familia. Me tuve que casar para tapar el ojo al macho y me divorcié varios años después, tuve hijos, pero realmente nunca viví la vida que yo quería... Ahora que con mis hijos cada quién hizo su vida y mi madre murió, quien era la persona que más me controlaba y reprimía, pienso que puedo rehacer mi vida. Sin embargo, es difícil, ya no soy joven y no soy guapo. Todos no sé qué tienen en la cabeza pero no quieren personas, esperan encontrar un millonario, guapo, joven y con un cuerpazo. Eso no lo van a encontrar. Yo considero que tengo sexo por soledad. Ahorita veo muy difícil encontrar pareja, creo que ya se me fue el tren. Todavía tengo la esperanza, pero ahorita la mayoría sólo quiere un acostón. No es exactamente lo que necesito, pero es mejor que nada. La verdad, no saben los jóvenes las enormes ventajas que tienen ahora y que yo hubiera querido cuando tenía 20 años. A lo mejor ni me hacen caso, pero también les doy el consejo a los muchachos que lean su revista de: no dejen que su familia les impida vivir la vida que quieren. Yo lo hice y me arrepiento. También estudien, prepárense, porque la vida es canija. Cuando uno es joven, te aceptan en cualquier trabajo, pero después si no tienes estudios ya te hacen el feo o te quieren pagar una mugre. Yo dejé mis estudios truncos y después de los 25 empecé a batallar. Terminé mi carrera después para poder tener trabajos mejor pagados. Ahí se las dejo.

JHONNY (MÉXICO). Yo tengo sexo por placer y por negocio. Al principio pensaba que había que estar enamorado para hacerlo, pero después entendí que si uno está bueno, tiene buen cuerpo y está guapo, ¿por qué no aprovechar? Lo bueno cuesta y no me acuesto con cualquiera. Yo pongo mis condiciones. Si no les gusta que se busquen a otro.

ANÓNIMO (COLOMBIA). Saludos a ustedes, decidí escribirles sobre ese tema, pero por favor no pongan mi nombre, mi situación es complicada porque tengo 15 años y vivo todavía con mis padres. No saben que soy gay y tengo sexo. Esperan que me case con una mujer. Lo importante es que quise responder que yo generalmente tengo sexo con los chicos, porque si no, te cortan. Yo lo hago por amor, porque espero que surja una relación, aunque es complicado. Ya no soy tan ingenuo, pero creo que es importante que haya un encuentro íntimo. Me tocó que conocí a un chico muy guapo en la escuela, pero estaba bastante traumado y en el sexo no sabía qué hacer. Cuando le quise enseñar, me dijo que era una puta y terminó conmigo.

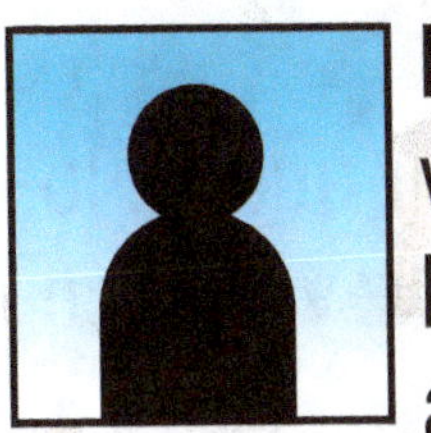

ANÓNIMO (BRASIL). Olá. Eu tengo sexo por placer. Es difícil en el mundo gay tener un namorado y que no quiera tener relaciones contigo. Si uno se niega te rechazan. Sin embargo, e difícil ser gay no Brasil. Se habla de mucha apertura, pero conseguir trabajo diciendo que eres homosexual hace que todavía te cierren muchas puertas. También conseguir pareja es difícil. Para tener sexo todos están disponibles pero para algo serio les da miedo y se van corriendo.

ANÓNIMO (MÉXICO). Yo al principio era muy pendejo, pero nadie nace sabiendo. Pensaba que si querían contigo era porque estaban enamorados, pero ahora a base de chingadazos, ya aprendí que si uno es bueno, se aprovechan de ti. Uno tiene que ser un cabrón para que los hombres no te traten como pañuelo desechable. Perdón pero me salí del tema. Yo tengo 17 años y considero que el sexo es por placer y si ya te gusta la persona, pueden repetir y de ahí puede que se vuelvan novios. Pero ahorita los novios están en extinción. Todos quieren sexo sin compromiso y muchos piensan que por tener un buen cuerpo tienen derecho de cobrar. Pero yo no pienso caer tan bajo como para pagarle a alguien por muy buenote que esté.

JULIO (MÉXICO). La verdad todos tenemos sexo por placer y porque nos gusta. Quien diga que no está mintiendo o es de esos asexuales. Pero eso ya es otro rollo. El problema son los prejuicios que tiene la gente. Hay unos que piensan que porque ya te cogieron les perteneces. También hoy en día ya todo mundo quiere cobrar, pero yo considero que si quieren vivir de eso son unos tontos. La juventud se acaba muy rápido, además de que se arriesgan a contagiarse de cualquier cosa o que los anden matando. Hay gente muy loca.

MANUEL (MÉXICO). Yo tengo sexo con alguien hasta que ya tengo un vínculo con él. Ya aprendí a la mala que no es tan bueno acostarte luego luego a la primera con cualquiera. Si lo haces, eres un puto fácil al que botan como chicle masticado. Yo ya he aprendido que hay que darse lugar y hacerlo con alguien que te quiere hace mucho mejor las cosas. No necesariamente tienen que ser novios. Yo tengo 3 amantes regulares con los que tengo sexo a lo largo de la semana. Así estamos bien. No nos complicamos porque cada quien tiene su casa. De esta forma, cada vez que nos vemos es porque queremos y nos tenemos ganas. Yo pienso que hacerlo por placer, pero con alguien con el que estás vinculado es mejor que hacerlo con un desconocido o con un prostituto. Es mi opinión. Saludos desde Puebla.

¿Qué les parecieron los comentarios de algunos de los que participaron? Yo me sorprendí: algunos que votaron que sólo tienen sexo por placer, como que inconscientemente esperan tener una pareja o un amante regular. Otros no quieren el compromiso, pero tienen sus amantes regulares. También se dejó ver un lado que no habíamos contemplado, que es el de la prostitución voluntaria. Muchos han encontrado en el sexo una forma de obtener ingresos además de placer. Sin embargo, tiene muchos riesgos, tanto de salud, como otros.

También un lado interesante, que se dejó ver es que hay mucha gente sola y no solamente gente madura como muchos creemos, también muchos jóvenes tienen sexo por soledad, para llenar ese vacío o falta de amor que no encuentran en su vida tienen sexo, esperando encontrar amor. Lo cual es bastante complicado.

¿Qué se puede hacer al respecto?

Esto dependerá de las circunstancias. El objetivo es un análisis interior para que hagamos consciencia del por qué hacemos algunas cosas, cuando no es precisamente lo que queremos o no nos hacen felices.

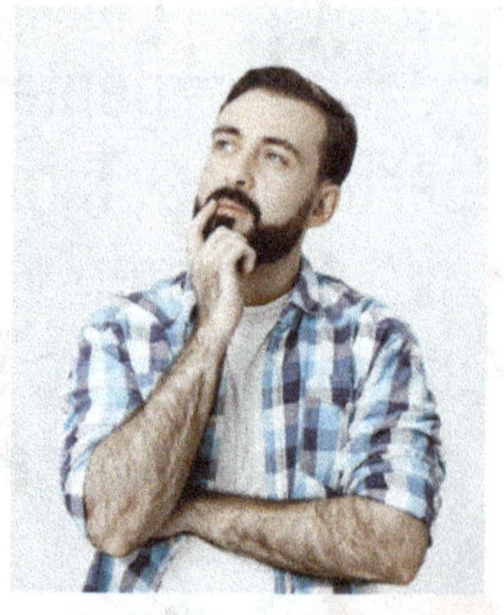

Lo que sigue sería que una vez que identificamos las causas, decidir qué es lo que vamos a hacer al respecto. Por ejemplo, si lo que haces te hace feliz y te hace sentir pleno, no hay problema.

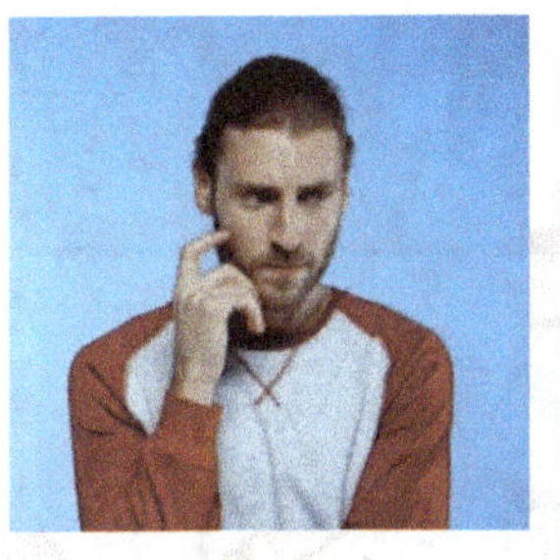

Pero si detectas alguna problemática, sensación de vacío, cosas no resueltas o que es una reacción, ya sea voluntaria o involuntaria sobre algo que sucede en tu vida y te trae frustración, infelicidad, etc. Es ahí donde hay que escarbar y trabajar para identificar qué es lo que te hace daño y cómo corregirlo. Esto puede ser un proceso complicado que necesite apoyo y/o guía de un terapeuta. Por lo que no tiene nada de malo si buscas uno, como dicen: si no puedes solo, pide ayuda.

Otro aspecto interesante es que aunque no lo queramos admitir, traemos la "Educación Sexual" heteronormada. Donde también la religión, principalmente la católica, interviene en nuestra vida diaria. Muchas veces por eso, 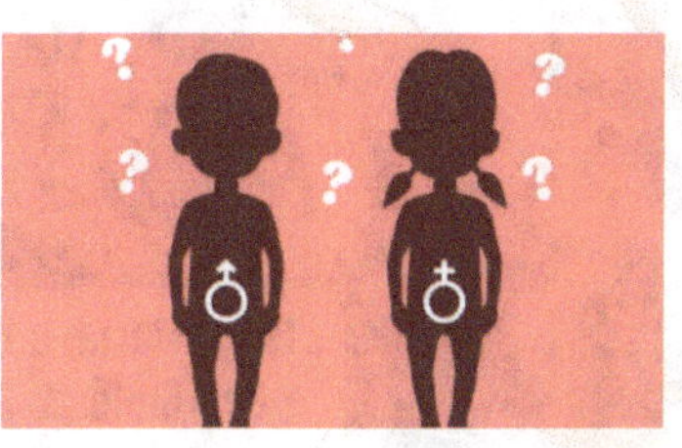 cargamos con culpas, doble o triple discurso moral, que muchas veces nos limita en la libre expresión de nuestra sexualidad.

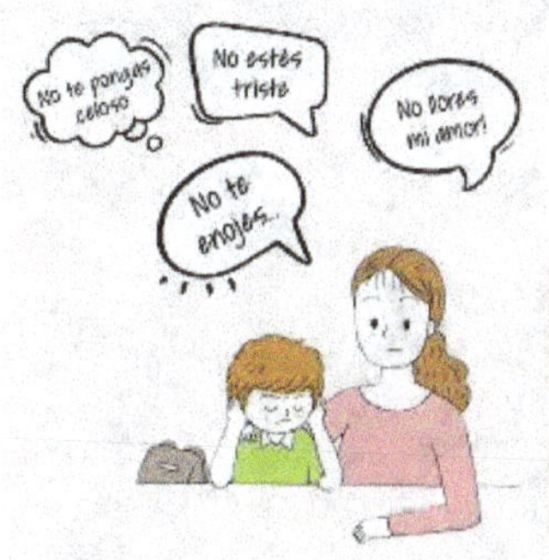

Un punto importante que también es importante tocar, es: Generalmente a nosotros los hombres, nos han educado para no tener contacto con nuestras emociones. Donde a veces nos cuesta mucho entender nuestros sentimientos y ya ni se diga expresarlos. Por decir un ejemplo, muchas veces la tristeza la expresamos con ira, porque "Los hombres no lloran", "si chillas eres maricón" y frases por estilo que nos enseñan a reprimir lo que sentimos. Pero la ira, en los hombres "sí está permitida o aceptada en cierto nivel". Esto incluido también nuestro conocimiento de la sexualidad, muchos tememos explorar nuestro cuerpo, descubrir lo que nos produce placer, otro ejemplo es que a veces esperamos y/o responsabilizamos al otro de darnos "ese placer".

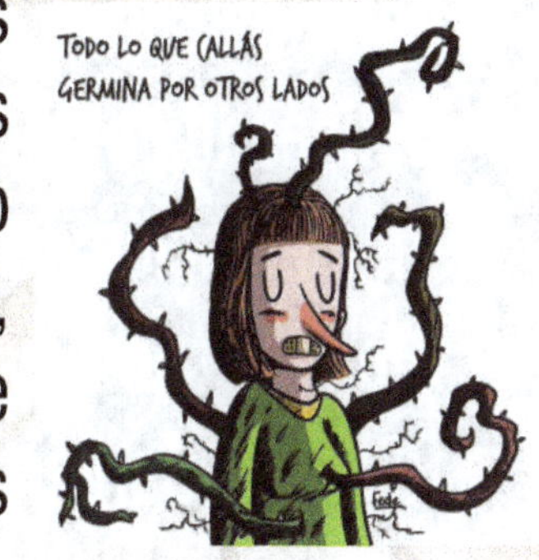

Cuando en realidad nuestro cuerpo es "nuestro", así como nosotros también somos los dueños y responsables de nuestro placer.

¡YA ESTA A LA VENTA!
¿Disfrutaste con el primero?
¡Sigue Gozando con el Segundo!
HAZLO TUYO AQUÍ ESCANEA ESTOS CÓDIGOS
amazon.com
Google Play Books
RELATOS ERÓTICOS Gay 2
Master Krounner
JOCKMAIL
¿Te atreves a Leerlo o te da miedo?
¿Te gustaría una probadita Gratis? Escríbele a Master Krounner Qué tanto lo deseas a:
masterkrounner@gmail.com
Escrito por MASTER KROUNNER
ADVERTENCIA:
Libro no apto para mojigatos
ADQUIÉRELO IMPRESO EN AMAZON, DIGITAL EN GOOGLE PLAY LIBROS

Fifteen STUDIO
CLUB DE BELLEZA Y BARBERÍA
Corte Caballero
Delineado de Barba, Bigote, Patilla
Pigmentación de Barba
Afeitado con Navaja
Ritual de Barbería
Cortes
Peinados
Gelish
Maquillaje
Manicure
Alaciado Permanente
Alaciado Progresivo
TE ESPERAMOS EN:
CALZ. VALLEJO 103 CASI ESQ. CON HECTOR BERLIOZ, EXHIPÓDROMO DE PERALVILLO, CUAUHTÉMOC, CDMX
CITAS: 55 6103 6120

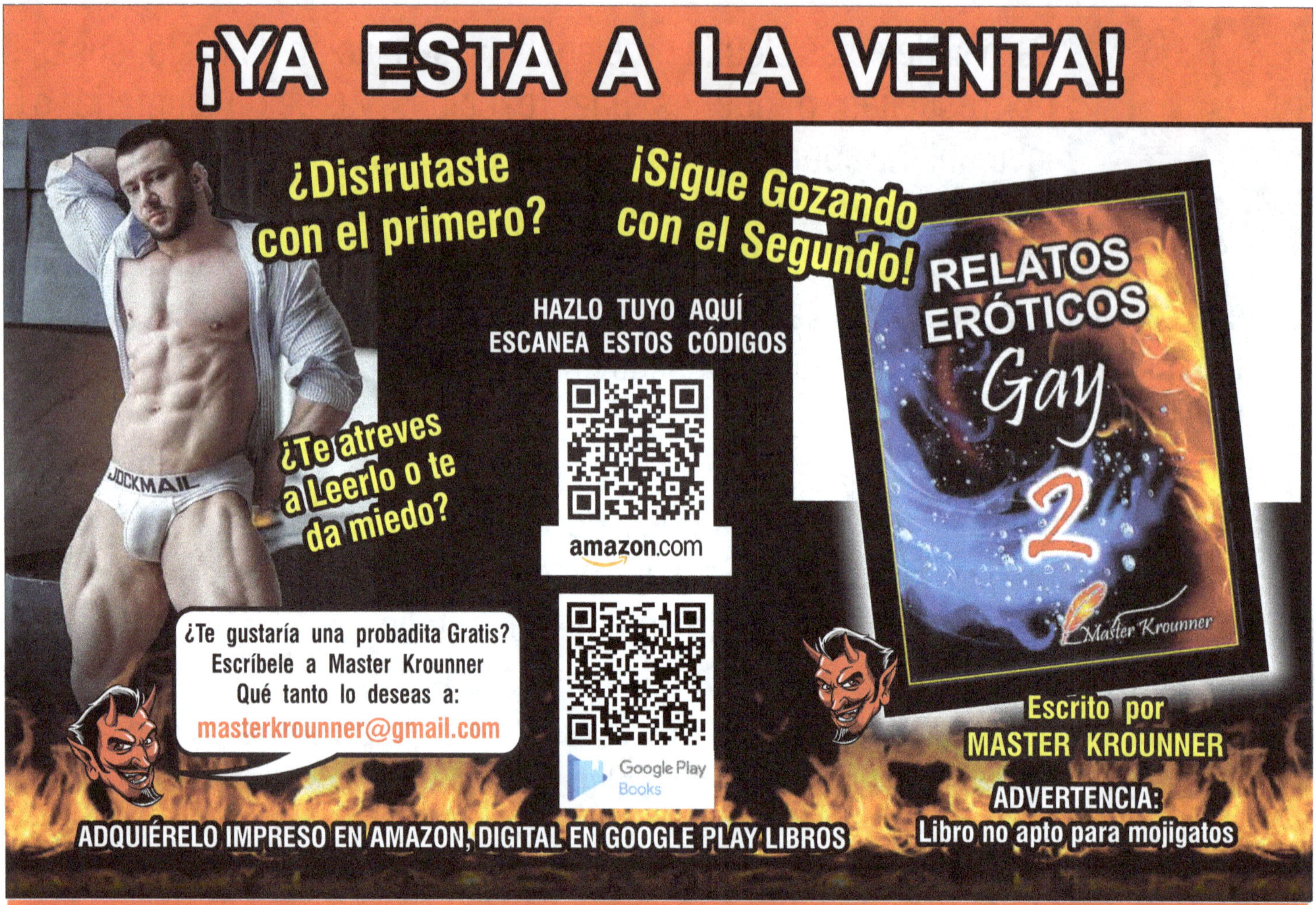

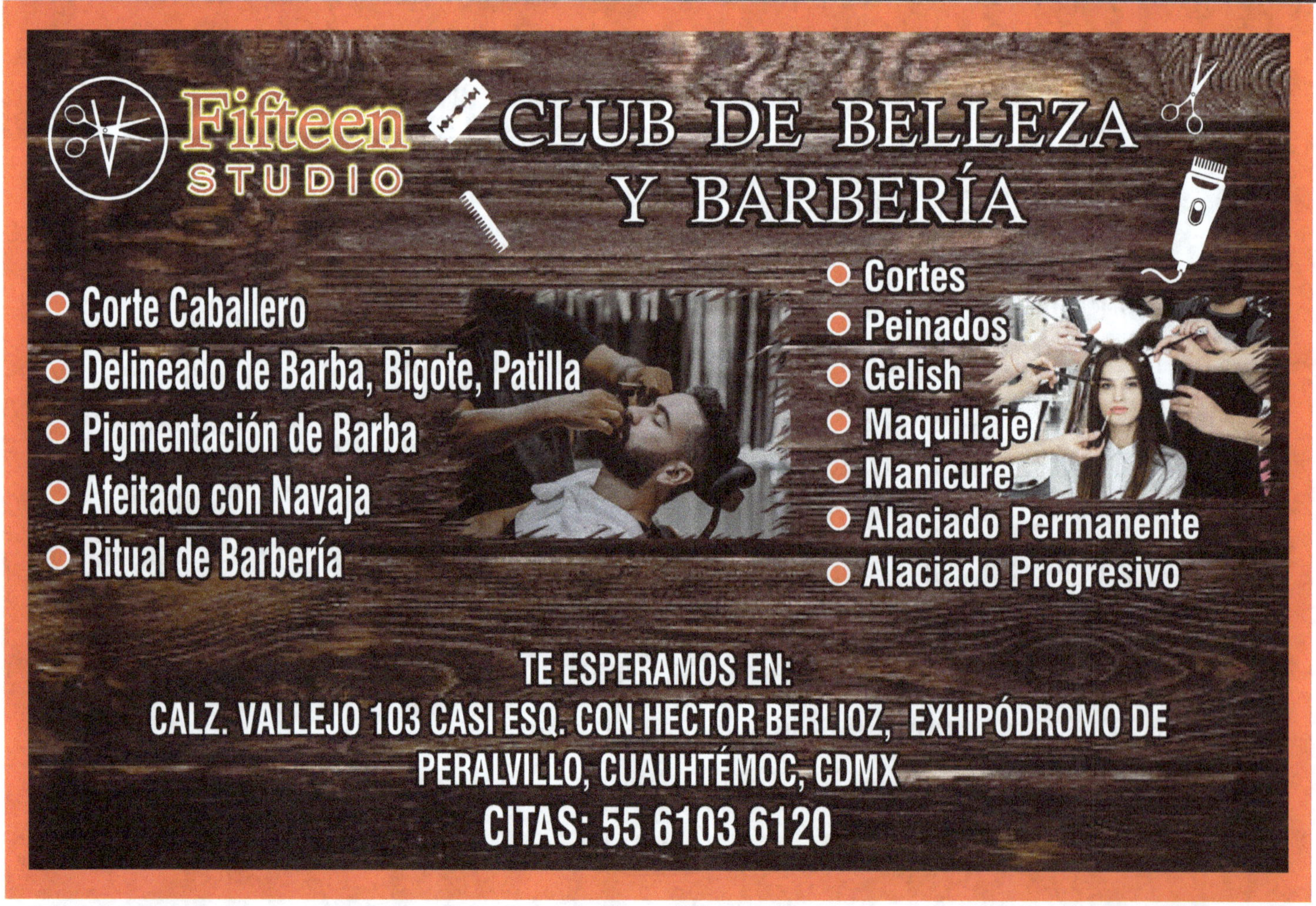

También es cierto, que todavía no está muy al alcance de toda la Comunidad LGBTTTIQ+ una Educación Sexual Diversa. Lo que nos complica las cosas, porque a veces vamos aprendiendo a la mala, con prueba y error. Esto a veces tiene costos muy altos para nosotros, ya sea en el plano emocional y/o de salud.

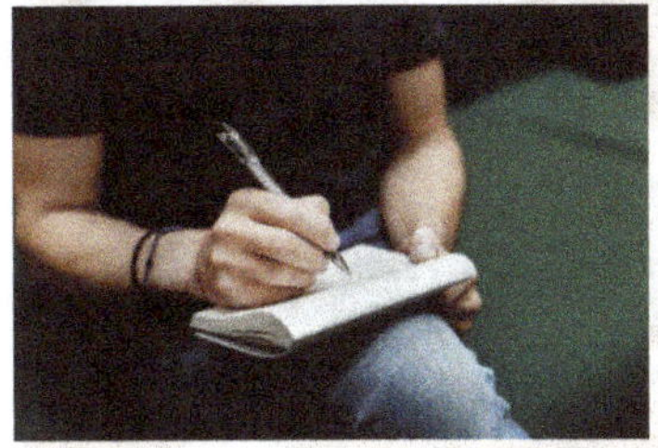

Uno de los primeros pasos, como dijimos antes, es hacer un autoanálisis. Como muchas veces hemos dicho, hay que usar un cuadernito para apuntar (a mano) lo que pensamos, lo que sentimos nosotros con respecto al sexo. Hacer un pequeño recuento de nuestras últimas relaciones y/o encuentros que tuvimos, ya como dicen: "Con la cabeza fría", cuestionarnos, ¿por qué tuve sexo con fulanito? ¿Por qué con perenganito? ¿Por qué fui a ese antro? ¿Por qué fui a esa orgi-fiesta? ¿Cómo me sentía antes de ir? ¿Cómo me sentía después de ese encuentro sexual? ¿Sentía lo que esperaba después del sexo?

Este ejercicio nos permitirá hacer un análisis sobre nosotros mismos y también identificar algún patrón de conducta, buen hábito, mal hábito, problema, necesidades sobre nosotros mismos, quizá alguna carencia emocional y/o afectiva... por mencionar algunas. Las posibilidades son muchas. No todas

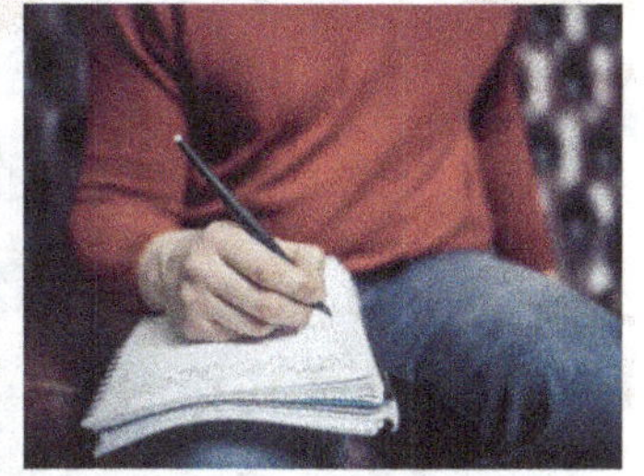

son negativas, puedes encontrar cosas positivas también. De lo que se trata es de que tengas claridad sobre tu sexualidad y emociones.

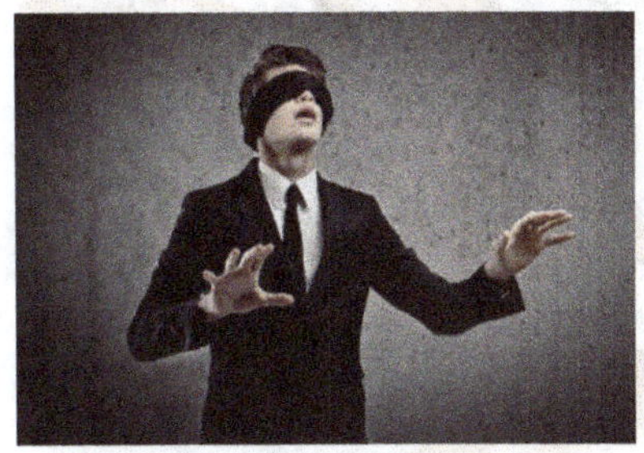

También esto te puede ayudar a que realmente identifiques lo que te gusta, estás buscando o necesitas. Porque a veces también vamos a ciegas o hacemos cosas que no nos gustan realmente por complacer a los demás y no solamente en el plano sexual.

Esta pregunta y encuesta del "Por qué" o "Por qués" tenemos sexo, nos reveló un lado del sexo que cuando menos yo Juan Caliente, no esperaba encontrar,

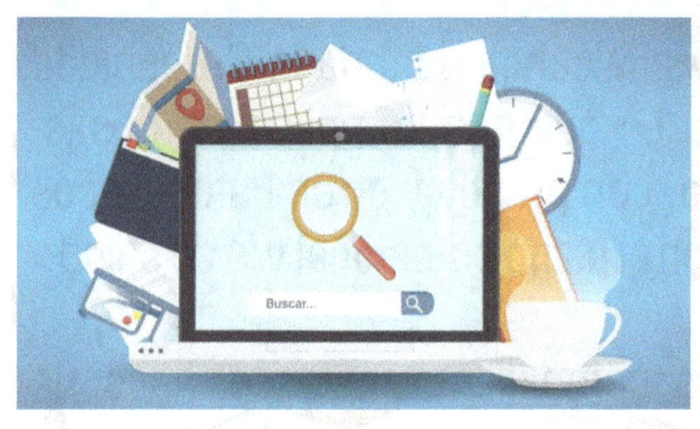

pero veo que vale la pena seguir ampliando el tema e investigando.

Con las respuestas que pusiste a las cuestiones que planteamos, puedes buscar información en algunos libros, incluso videos o programas de televisión, que te permitan encontrar respuestas y/o ampliar los conocimientos que a veces tenemos de forma empírica. Ya que esto va más allá del sólo "Coger por Coger". Nos interesa mucho conocer sus opiniones al respecto sobre este tema, ya que nos abre un abanico de posibilidades para explorar nuestra sexualidad.

Agradecemos muchísimo a todos los chicos, chicas y chiques que respondieron a la encuesta y además nos abrieron su corazón y nos dieron la confianza de escribir lo que piensan y/o sienten al respecto de este tema, que a final de cuentas forma parte de nuestra vida diaria. Ahora que ya la situación de la pandemia se está relajando, nos facilitará las cosas para salir a las calles también para platicar con las personas LGBTTTIQ+, para conocer sus opiniones sobre ciertos temas, como este que tocamos hoy. También nos pueden enviar sus opiniones en videos y solicitudes en nuestras redes sociales, así como a nuestro correo: mundogay.revista@gmail.com donde con mucho cariño, escuchamos y leemos sus participaciones.

Nuestra intención es que todos tengamos una sexualidad sana y plena. Que vivamos de forma auténtica con nosotros mismos, para que todos seamos felices. Nosotros nos llevamos un poco de tarea, porque esto destapó muchas cosas de las que hablaremos más adelante. Como siempre les mando un abrazo y les deseo mucha felicidad. ¡Nos vemos en la próxima!

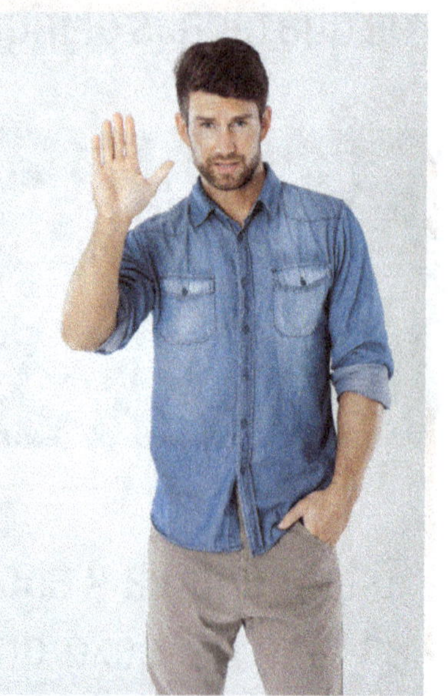

Relación Madre-Hijo

cuando uno es LGBTTTIQ+

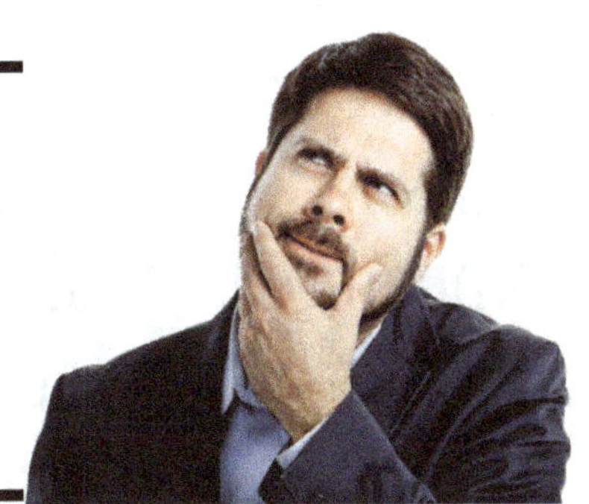

¿Cómo están amigos, amigas, amigues? Espero que muy bien. Les mandamos un abrazo fuerte a todos. En este mes de Mayo, donde todos celebramos a las Mamás, quisimos tocar este tema que muchas veces damos por hecho o que pensamos que así como lo vivimos nosotros todos lo viven igual. Pero es cierto que cada familia es única, así como la relación que tienen las madres con sus hijos.

¿No me creen? Hagamos una pregunta de las clásicas: ¿a quién quiere más tu mamá? ¿Quién es el hijo o hija consentido?

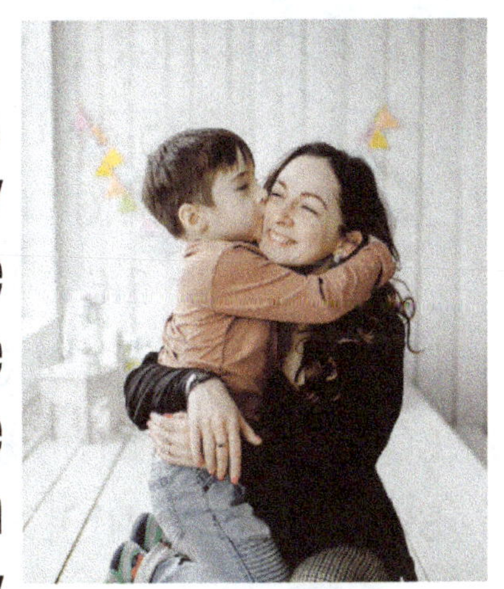

Sabemos que todas las mamás quieren a sus hijos, aunque a veces voluntaria, o involuntariamente hay diferencias. También muchas veces sucede que se crean vínculos afectivos más fuertes con unos que con otros. Madre, sólo hay una, pero igual tiene muchas facetas. Es bonito ver que muchos tienen una relación muy buena con sus mamás y muy sana, pero no todos tienen esa suerte.

Es una realidad que muchos también conocemos, donde a veces las actitudes de nuestros padres son de cierta manera, pero al salir del clóset, las cosas cambian, ya sea para bien o para mal.

Afortunadamente en estos tiempos, la mentalidad de la gente va cambiando y evolucionando (no tanto como quisiéramos), sin embargo, es cada vez más frecuente ver que cada vez más hay madres y padres que aceptan a sus hijos tal como son y los apoyan. Nosotros como muchas veces les preguntamos: ¿Cómo es la relación que tienes con tu mamá?

Un 5% Afirmó que la relación es "Mala", otro 31% respondió que su relación es "Buena pero no del todo" y felizmente un 64% indicó que su relación es "Buena, me apoya mucho".

Parte de las opiniones que nos compartieron, nos hace ver una realidad que también consideramos que debe conocerse. Así que compartimos algunos testimonios que nos mandaron a través de nuestras Redes sociales:

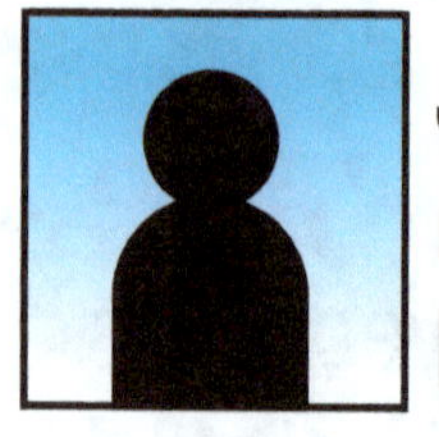

JACOBO (24 AÑOS, MÉXICO) Mi relación era bastante buena, hasta que mi mamá se enteró de mi homosexualidad. Antes éramos muy unidos, pero desde que salí del clóset, mi mamá se alejó un poco de mí. Entiendo que no está lista todavía o todavía está procesando que tiene un hijo Gay. Sin embargo no sé cómo acercarme a ella, para que las cosas sean como antes. Yo sigo siendo el mismo.

JUVENTINO (17 AÑOS, MÉXICO). Yo con mi mamá me llevo muy bien, ella se enteró de mi homosexualidad, cuando fue a buscarme a la escuela y me cachó besándome con mi novio en la prepa. Le expliqué las cosas lo mejor que pude. Ella me dijo que ya sabía que yo era diferente, pero que seguía siendo su hijo. Lo que me reclamó era de que no había tenido la confianza de platicarle las cosas antes. Fue algo complicado, pero mi mamá me abrazó mucho y me dijo que ella siempre me iba a querer. Ahora hasta mi novio va a la casa y lo aceptan igual que como aceptan a la novia de mi hermano o al novio de mi hermana. Me considero afortunado.

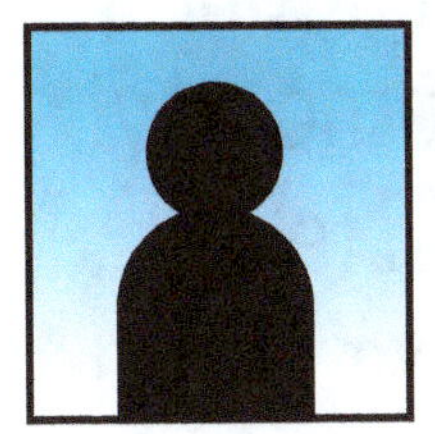

PAOLO (39 AÑOS, ITALIA). Yo les contaré que mi caso fue muy difícil, porque a diferencia de los jóvenes, me tocó una época más represora. Yo vivía en un pueblo pequeño al Sur de Italia, nada que ver con las grandes ciudades. Cuando tuve 17 años, mi mamá me sorprendió con un chico. Lo que provocó que mi familia me rechazara por completo. Yo era el hijo más querido de mi madre, pero ella fue la primera en rechazarme junto con toda la familia. A mí me echaron de casa. Pasé unos años muy difíciles, donde padecí de hambre y frío. Ningún familiar me dio apoyo, nadie me dijo algo como "¿quieres un plato de sopa caliente?". La homofobia en Italia sigue siendo fuerte. Hay avances, pero falta mucho. La relación con mi madre a partir de ese momento se rompió. No sé si algún día vuelva a tener contacto con mi familia, pero sí extraño a mi mamá.

LUCIO (28 AÑOS, COLOMBIA) ¡Hola Panas! Yo les comento que mi relación con mi madre es Buena, aunque no del todo, porque no acepta la homosexualidad. Cuando confesé mi homosexualidad al principio tuvo una actitud de rechazo total. Sin embargo, entendió que esto no era una etapa y poco a poco volvimos a tener cercanía. Sin embargo, del tema de la homosexualidad, no quiere saber nada. Se evade y siempre cambia el tema. Sé que en algún momento lo tendrá que asimilar, por lo que soy algo paciente con ella. Papá murió y no quisiera alejarme de mi familia. Es algo complicado, pero es lo que hay. Ella siempre fue muy religiosa, supongo que eso es lo que causa conflicto.

LOBO (28 AÑOS, ESPAÑA). ¡Dios Bendiga a mi madre querida! Ella es la mejor de todas. Desde niño siempre nos ha apoyado a todos. Tenía mucho miedo cuando salí del armario y me declaré frente a ella. Al otro día me llevó al psicólogo. No para quitarme lo maricón, como pensaba, sino para que me ayudara a ser fuerte y también a ella. Porque recuerdo que me dijo: "¡Ay mi vida! ¡Me soltaste una bomba! Pero vinimos para que nos ayuden a entender. ¡Eso sí! ¡Si alguien se atreve a tirarte mierda! ¡Se las verá conmigo!"

VÍCTOR (30 AÑOS, MÉXICO). ¡Holi a todos! Es la primera vez que les mando un mensaje aquí en el twitter. Yo les cuento que mi mami es la mejor del mundo. Yo soy de Guadalupe, Nuevo León y acá en el norte el machismo y la homofobia está fuerte. Mi mamá fue madre soltera y a pesar de eso, nos sacó adelante a todos. No voy a decir que fue perfecta, pero su amor y cariño nos dio el ejemplo de que siempre se puede salir adelante. Es bien chingona y luchona. ¡Mamá te mando un beso! ¡Gracias por aceptarme como soy! Ella me dijo que lo que toda madre quiere es que sus hijos sean felices. Es gracioso, pero cuando salí del clóset me dijo "¡Ay mijo! ¡Ya sabía! Una sabe desde el abrazo cuando su hijo es diferente. Nada más estaba esperando a que me dijeras. ¡Eso sí! ¡No dejes que nadie te pisotee, porque hay gente bien culera! Pero para eso está la familia". Ella me ha enseñado tanto, sobre todo a que no se me cierre el mundo. Siempre hay opciones. ¡Te quiero mami!

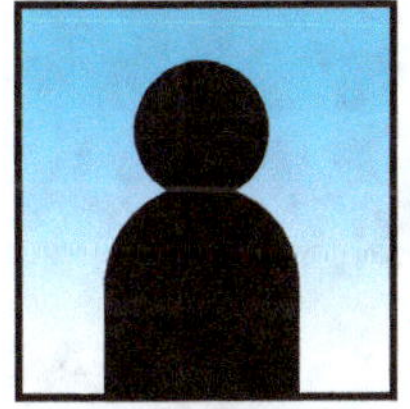

PEPE (60 AÑOS, MÉXICO). Yo siempre quise a mi mamá y ella me quiso a mí. Me tocó una época difícil y bastante complicada, porque no soy de la ciudad, sino de un pueblo pequeño, acá en Chihuahua. Cuando salí del Clóset uno de mis hermanos tuvo muy mala actitud y mi mamá fue la primera que me defendió. Tengo muy grabado como le dijo: "¡Aquí no se rechaza a nadie! La familia es la familia. Todos tenemos que apoyarnos entre nosotros. ¡Si no te apoyan en tu casa, imagínate afuera!" Fue un proceso largo, porque yo salí del clóset a los 43 años, porque no me quería casar. Fue un momento difícil. Pero mi mamá, a pesar de que no tenía mucha información al respecto, me aceptó. Trató de entender y un día ¡me trajo unas revistas gays del puesto de revistas! Lo que le daba mucho miedo era que me quedara solo. Ahora su preocupación es que encuentre novio y de repente me anda presionando para que le traiga un novio a la casa… ¡Ay mamita, te quiero mucho!

EDWIN (20 AÑOS, MÉXICO). Mi mamá es la mejor del mundo. Siempre me aceptó y me apoya mucho. ¡Mamita yo te quiero!

GONZALO (36 AÑOS, MÉXICO). Hola, yo les escribo para decir que mi relación no es la mejor con mi mamá, pero le estoy muy agradecido. Yo tuve problemas con el alcohol y hasta que fui a Alcohólicos Anónimos entendí que no solamente sufría yo. También ella sufría por mi culpa. Mi mamá fue la que me dio los folletos de AA y también me acompañó a las juntas. Si no fuera por ella, yo creo que seguiría perdido. ¡Gracias mamá!

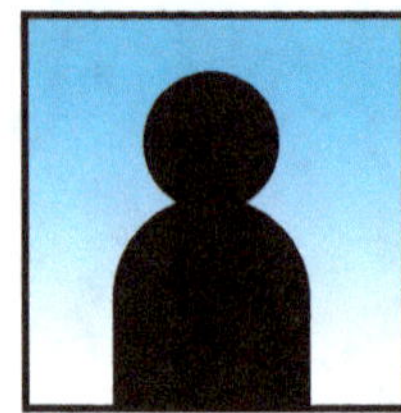 PEDRO (23 AÑOS, MÉXICO). Holi amigos de Mundo Gay. Les mando un mensaje para decirle a todos los chicos de la comunidad que quieran y valoren mucho sus mamás. Todas quieren a sus hijos, aunque a veces no siempre lo saben expresar. Yo soy Drag, mis papás no sabían que yo soy Gay, sin embargo, encontré un grupo de apoyo y me hicieron entender la importancia de ser yo mismo. La neta, yo reprimía muchas cosas y tenía muchas actitudes nefastas. Cuando salí del clóset la situación fue diferente. Al principio a mis papás les costó. Pero no se desesperen, ellos también tienen que asimilar las cosas, también les cuesta uno y la mitad del otro. Ahora mi mamá es mi mayor fan, ahora sí me deja estudiar lo que quería de moda y peinados. De hecho quiere que me meta a La más Draga. ¡Dios te bendiga mamita!

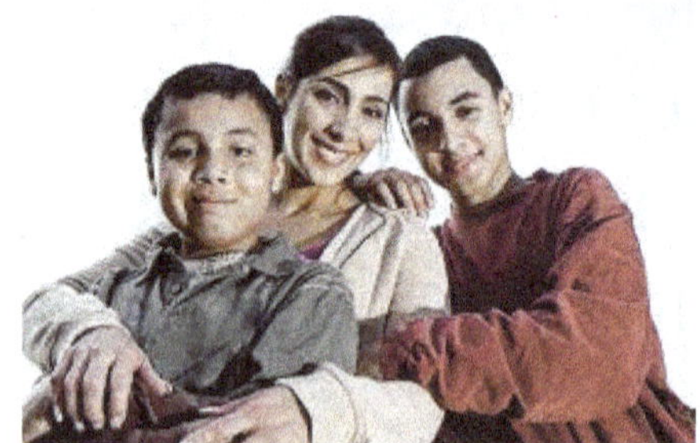 Antes que nada, gracias a todos los chicos, chicas, chiques, que nos compartieron un poco de su historia. Les mandamos un abrazo muy fuerte a todos y a sus mamis.

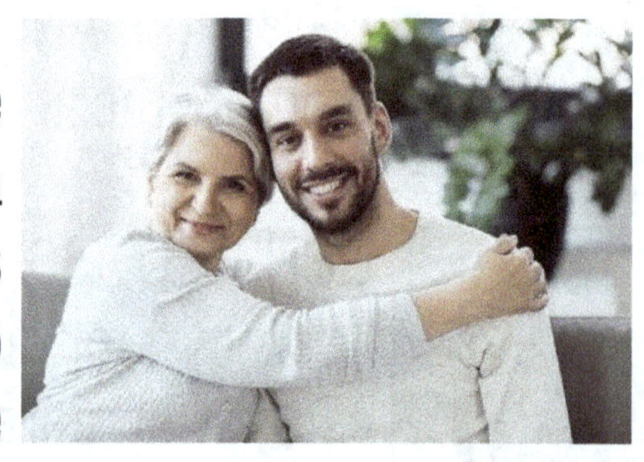 A nosotros nos da gusto saber que aunque esto va lento, sigue habiendo avances. Cada vez son más las familias que apoyan a sus hijos LGBTTTIQ+. Sin embargo, falta mucho por avanzar en la sociedad. Es verdad que muchas mamás tienen una relación complicada con sus hijos. Sin embargo, algo que distingue mucho a las familias mexicanas es esa unión que tenemos y los deseos que tenemos todos de salir adelante. Muchas mamás hacen muchos sacrificios para resolver los problemas, especialmente ahora que hay

mucho mayor número de madres solteras en muchos países.

En México, el 10 de Mayo se celebra el Día de las Madres, sin embargo, hay hijos que sólo se acuerdan de ellas en esa fecha, o que en ese día sólo les regalan electrodomésticos. Debemos de valorar los esfuerzos que hacen, así como reconocer que nuestra mamá no nada más nos apoya un día, sido todos los días, las 24 horas del día. Especialmente cuando somos niños.

Para los casos donde la relación Madre-Hijo, no es tan positiva como quisiéramos, se requiere de un trabajo por ambas partes y aquí es donde muchas veces tenemos que tener paciencia, buscar apoyo de un terapeuta o un grupo de apoyo LGBTTTTIQ+, donde cada vez hay más que pueden brindar información para padres y para los hijos para poder aprender y entender las cuestiones de sexualidad.

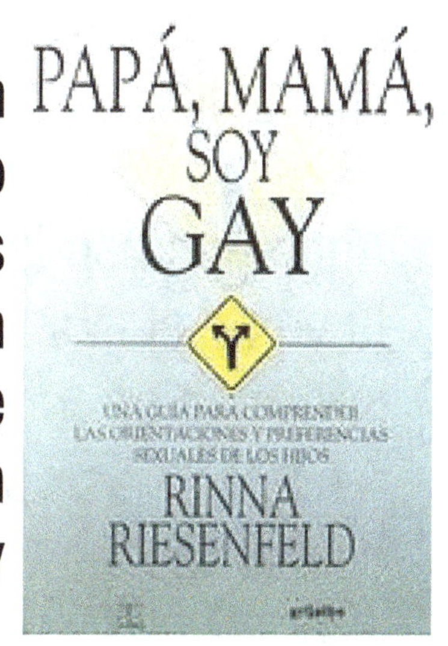

También por nuestra parte, es importante entender que en muchos casos nuestros padres tienen esta educación heteronormada, donde les dicen que sólo hay hombres y mujeres heterosexuales y todo lo demás no existe o está mal. Es ir rompiendo con estos tabúes, estas ideas, estos mitos que nos han acompañado durante generaciones hasta nuestros días. No es tan fácil.

Normalmente, los hijos conviven más tiempo con sus madres, por lo que muchas veces salimos de clóset primero con nuestra mamá, antes que cualquier otro miembro de la familia. Es importante que nosotros tengamos información objetiva sobre estos temas para poder

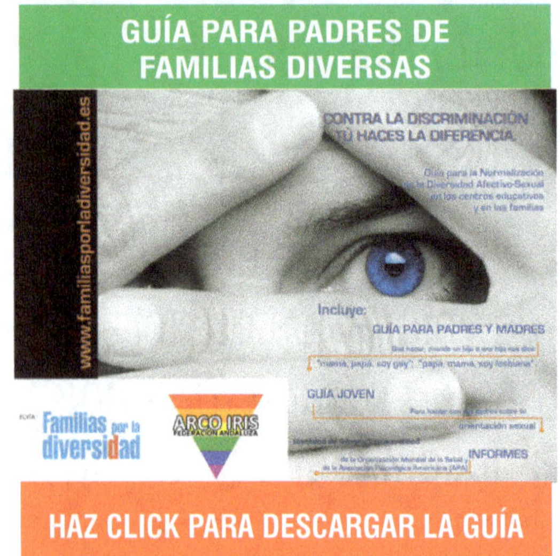

ayudarlas a entender las cosas. Así como también hacer esfuerzo por ambas partes para que la fuerza del amor sea la que derribe las barreras de los prejuicios. No hay un tiempo estándar para esto, así que debemos tener mucha paciencia. Acuérdate si a nosotros nos costó aceptarnos como somos, obviamente también a nuestros padres les va a costar entender y aceptar que las cosas no son siempre como ellos esperan.

Aquí recomendamos algunos libros que puedes leer tú y dárselos a tus papás para que tengan a la mano información objetiva y basada en estudios que respaldan las conclusiones sobre que no tiene nada de malo ser gay.

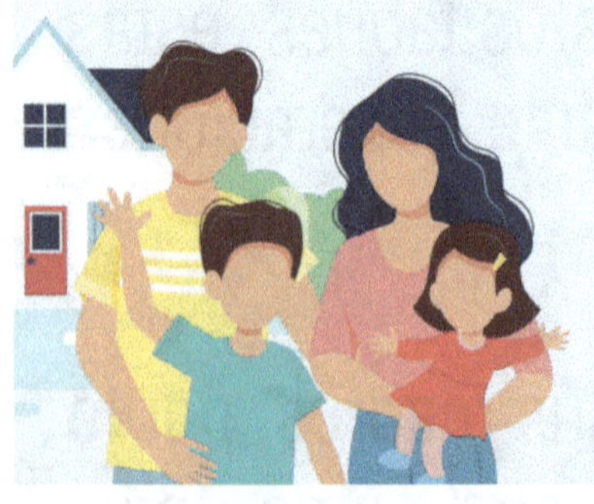

Esperamos que estas herramientas les ayuden a mejorar la relación que tienen con sus mamás, así como sanar algunas heridas, despejar dudas y crear lazos más fuertes. La idea es que juntos construyamos una mejor sociedad mucho más feliz, donde todos podamos vivir plenamente en paz. Los queremos mucho felicidades a todas las mamás del mundo. Aprovechando le mando un saludo fuerte a mi mami. ¡Te quiero mucho! Les mando un abrazo fuerte a todos ustedes y a sus mamás. Nos veremos en la próxima.

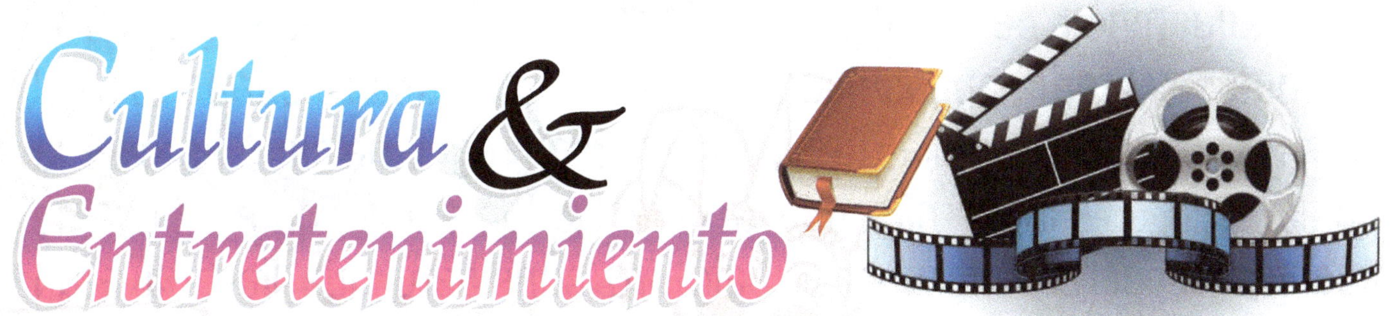

Cultura & Entretenimiento

¡**H**ola amigos! Los saluda una vez más con mucho cariño Roger Rocker, como siempre, llevándoles lo mejor de la Cultura y el Entretenimiento LGBTTTIQ+ a todos.

En esta ocasión, como es toda una tradición aquí en México, les contaré que aquí celebramos el 10 de Mayo a nuestras Madres. Es una celebración nacional que realmente dura todo el mes de Mayo. El 10 de mayo se trata de manera especial a nuestra mamá. Se hacen los festivales en las escuelas, especialmente en las primarias, donde ponen a cantar a los niños algunas canciones y a recitar poemas para la mamá.

También muchas familias acostumbran ese día llevar a cenar fuera a su mami, regalarle electrodomésticos, flores, algunos incluso les llevan mariachi. Es en cierta forma una manera que tenemos de darle gracias a nuestras mamás por su cariño, amor, apoyo y sacrificios que hacen por sus hijos.

También otra fecha importante que a veces es un poco opacada por el 10 de mayo, que también se ha vuelto bastante comercial, hay que reconocerlo, porque las tiendas te bombardean con los comerciales y te chantajean de que si no le compras algo a tu mamá, eres mal hijo. Yo como sugerencia personal para todos, considero que a nuestra mamá hay que celebrarla, apapacharla y demostrarle nuestro cariño todo el año, no solamente un día. También está bien regalarle algo, pero sería bonito que sea algo más que un electrodoméstico que a final de cuentas es para darle más trabajo. Yo considero que llevarla a un restaurante está bien, aunque también se le puede regalar algo que sea para el disfrute de ella, por ejemplo unos zapatos, un perfume que le guste, un masaje (ya sea que se lo hagas tú, o la lleves a un lugar especializado)

Sin embargo, me desvié. perdón. Volviendo al tema, también aquí en México celebramos el 15 de Mayo "El Día del Maestro", donde también se hace un homenaje a todos estos hombres y mujeres que han dedicado sus vidas para enseñar a las personas los conocimientos y herramientas básicas que utilizarán a lo largo de sus vidas. Yo recuerdo a muchos maestros con cariño, porque me enseñaron cosas valiosas. Recuerdo mucho a una maestra de la Vocacional 3 en el Politécnico, Maestra María Cristina, Dios me la Bendiga porque con usted aprendí bien la ortografía y redacción en español, también a mi maestra de Química Otilia, que era un poco enojona pero se aseguraba siempre de que entendieras y le buscaba por varios lados para explicarte. Por usted aprendí Química y tuve buenas calificaciones.

Homenajeando un poco a las mamás en este mes de Mayo y a los Maestros, recomendamos estas películas que nos harán conectar con nuestras mamás, ver un poco su punto de vista y esperamos que nos hagan entenderlas un poco más.

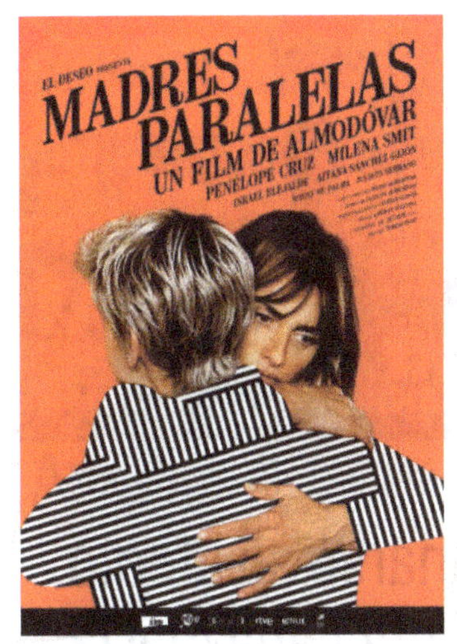

MADRES PARALELAS

Una película bastante reciente, de Pedro Almodóvar, que está disponible en Netflix.

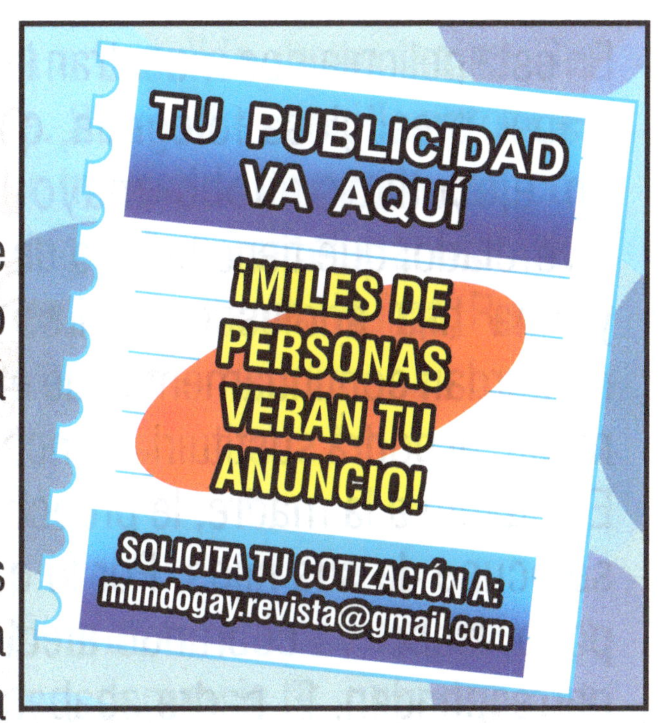

Aquí nos cuentan la historia de dos mujeres que coinciden en una habitación de hospital donde van a dar a luz. Ambas están solteras y se quedaron embarazadas por accidente. Janis, de mediana edad, no se arrepiente y está exultante. La otra, Ana, una adolescente, está asustada, arrepentida y traumatizada. Janis intenta animarla mientras pasean por los pasillos del hospital. Las pocas palabras que intercambien en esas horas crearán un vínculo muy estrecho entre las dos, que por casualidad se desarrolla y se complica, afectando a sus vidas de forma decisiva.

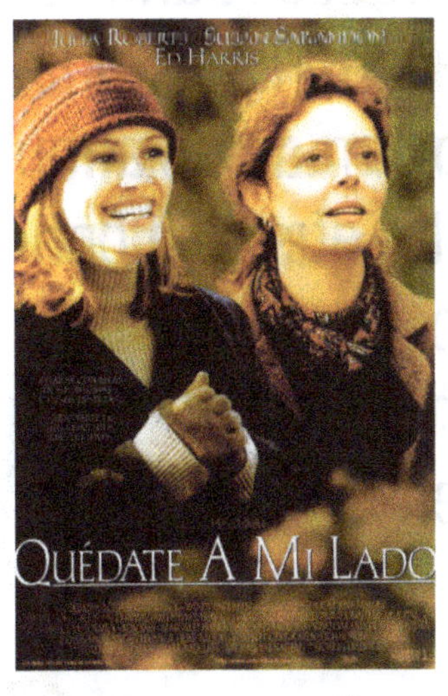

QUÉDATE A MI LADO

Una película muy bonita, donde se hace el cuestionamiento de lo que es importante para una mamá, así como también toca temas como el divorcio y el continuar con tu vida, ya siendo solo o con una nueva pareja, el cómo afecta la vida de las personas separadas, así como de los hijos que tuvieron en común. Una de las películas donde actúa Julia Roberts que no es tan conocida como otras, pero que es de muy buena calidad.

enamora de un hombre que la abandona al saber que la embarazó. Sin embargo, con el apoyo de Sofía, la mujer para quien trabaja, quien a su vez fue abandonada por un esposo adúltero, logra salir adelante. Se refleja así la violencia e inequidad que viven las mujeres y cómo ambas se agudizan en las mujeres indígenas.

En el marco del Día del Maestro, también hay varias películas recomendables que hacen honor a la dedicación que muchos maestros ponen en su enseñanza. Muchos entregan su juventud, muchos su salud, muchos incluso su vida.

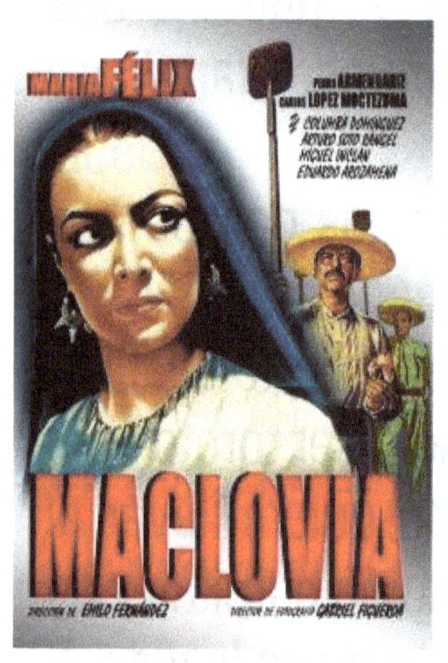

MACLOVIA

Como primera muestra tenemos a Maclovia, una película estelarizada por María Félix. Nos cuentan la historia de Maclovia y José María, quiénes son una pareja de enamorados cuya relación no es aprobada por el padre de ella. José María al no poder verla, se le ocurre que puede escribirle una carta. Por lo que busca la ayuda de Don Justo, el único Maestro del pueblo, que es un anciano muy malumorado e intolerante para que lo ayude. El cuál al principio tiene una actitud muy negativa y lo rechaza, pero cambia al ver la insistencia de José María decidiendo incorporarlo a las clases con los otros niños.

Aquí se denuncian muchas cosas como la pobreza, la ignorancia, la discriminación, el abuso de la autoridad. También es una historia de amor y deseo, ya que esta relación se verá también amenazada por otras circunstancias.

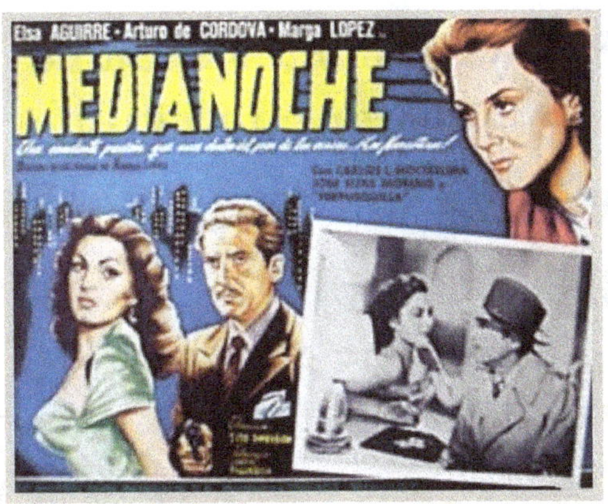

MEDIANOCHE

Una película que tiene muchos momentos de reflexión, así como conmovedores. Cuya historia En esta película, nos cuentan la historia de Daniel Benítez, quien es un criminal. Después de un atraco, él escapa a un pequeño pueblo apartado asumiendo la identidad del nuevo maestro de escuela... mientras tanto, los secuaces de Daniel tienen custodiado al profesor, quien curiosamente da un giro a la situación y se pone a darle cátedra a los mafiosos. Daniel es recibido con mucho entusiasmo y alegría en el pueblito como alguien importante y respetado. Esto sacude su forma de ser, porque está acostumbrado a maltratar a la gente. También la pobreza de la gente que asiste a la escuela comienza a confrontar sus principios, viendo que allá los problemas los causa otro criminal como él. Ampliamente recomendable, evidencia muchas injusticias, desigualdades, la pobreza que se vive en las comunidades rurales, los abusos que se ejercen sobre gente ignorante, etc. Nos invita a hacer una reflexión, sobre las cosas importantes en la vida.

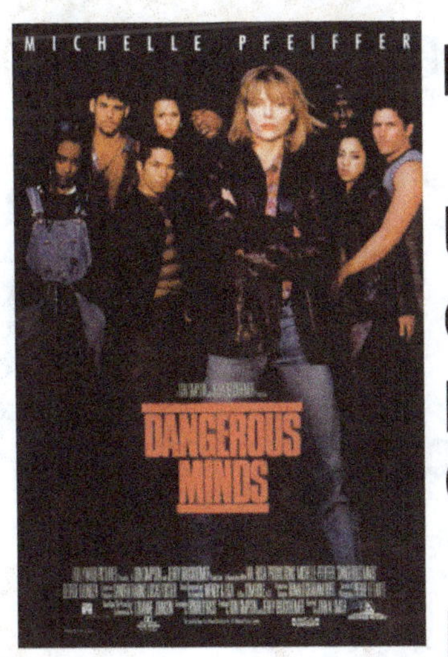

MENTES PELIGROSAS

Una excelente película que yo recomiendo mucho o cuando menos me gustó mucho a mí, especialmente porque en una de sus escenas la maestra explica por qué estudiar te ayuda a tener un mejor futuro.

La película gira en torno al papel desempeñado por Lou Anne Johnson, una mujer que durante varios años estuvo alistada en la marina. Allí aprendió una serie de nociones básicas acerca de la disciplina, algo fundamental para poder lidiar con futuros problemas ante los que debería enfrentarse. Su situación personal es bastante tranquila, debido a que acostumbra a permanecer en solitario para poder reflexionar con más serenidad sobre numerosos aspectos de su vida.

No obstante, todo va a cambiar cuando encuentra trabajo como profesora suplente en un instituto, donde los alumnos son unos jóvenes bastante conflictivos y que van a hacer que su adaptación inicial al centro educativo sea un tanto complicada. En líneas generales, los mayores dolores de cabeza que presentan los estudiantes son graves problemas personales y de integración social, por lo que la labor de la Maestra en el recinto deberá ser lo más adecuada posible con tal de garantizar que sus conflictos familiares no afecten a su rendimiento académico. Dispuesta a cumplir con su nuevo cometido, la docente luchará con fuerza y sin llegar a desanimarse en ningún instante. Como dato curioso, De esta Película también sacaron una serie

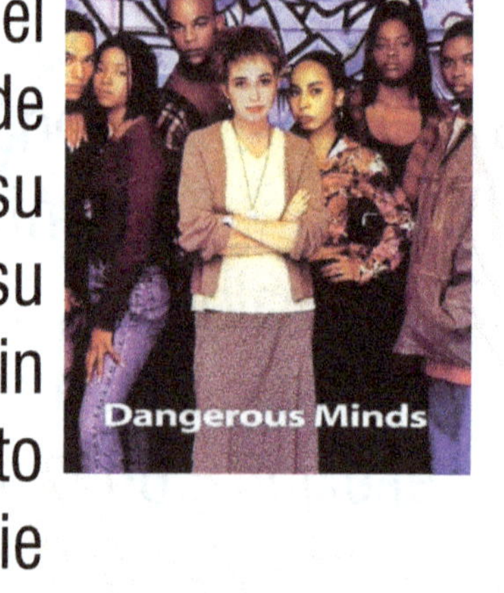

bastante buena donde se maneja el mismo tipo de problemática y se lucha por resolver los problemas y salir adelante.

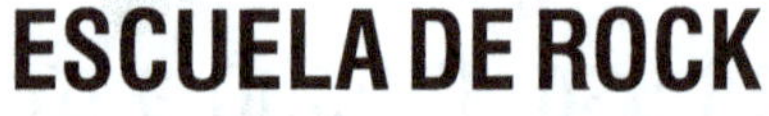

ESCUELA DE ROCK

Esta es una película que se ha vuelto por así decirlo de las nuevas clásicas. Está excelentemente interpretada por todos los actores, tanto musicalmente como en escena. De forma muy divertida, nos muestra mensajes como el no renunciar a tus sueños, el buscar alternativas para triunfar, o sea, de que sí no te funcionó la opción A, intenta opción B, C, etc. También nos invita a hacer una reflexión sobre cómo educamos a nuestros hijos y si lo que les obligamos a estudiar es lo que realmente quieren y les hace felices. También muestra un análisis de los personajes que a veces por ser aceptados, o por cumplir normas, dejas de ser "tú mismo" y que todos debemos también buscar el camino para encontrar nuestra felicidad sintiéndonos a gusto con nosotros mismos, en lugar de reprimirnos. Otro planteamiento es el realmente buscar y encontrar tu vocación, aunque no sea lo que tus padres planearon para ti, pero que sí te preparas y te empeñas podrás encontrar el camino del éxito.

Esta película nos presenta a Dewey Finn, un guitarrista con delirios de grandeza, que es expulsado de su banda. La falta de recursos económicos lo obliga a buscar trabajo, cosa nada fácil, por lo que, finalmente, decide suplantar a un profesor sustituto en una escuela privada. A los alumnos de 5º grado intentará enseñarles el "rock & roll de alto voltaje". Además, entre los niños está Yuki, un guitarrista prodigio de nueve años que puede ayudarle a ganar el Concurso de la "Batalla de Bandas de Música" y, de paso, solucionar sus problemas económicos. Al principio, las cosas son difíciles. Sin esperarlo, Dewey conecta de forma especial con los niños y sus problemas, quienes a través de la música se sienten mucho más libres. También él encuentra en esta situación un autodescubrimiento y su verdadera vocación. Como dato curioso, de esta película, sacaron una serie, que es graciosa, pero no tiene la fuerza ni los mensajes que tiene la película.

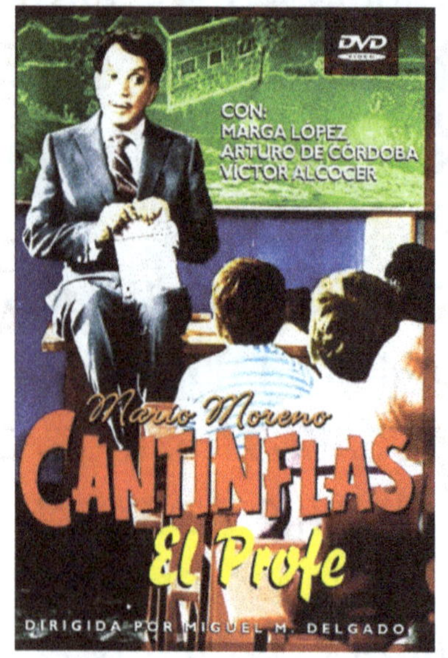

EL PROFE

Esta es una de las películas que también recomendamos a todos para que las vean. Interpretada por el internacionalmente famoso Mario Moreno Cantinflas.

Aquí nos cuentan la historia de Sócrates, un abnegado maestro que ha consagrado su vida a la enseñanza, sacrifica la comodidad de la gran ciudad para marcharse al pueblo del Romeral, donde son necesarios sus servicios. Allí deberá luchar contra el poderoso cacique local, interesado en fomentar la ignorancia de sus habitantes. Sócrates contará para ello con el apoyo del sacerdote del pueblo, de Hortensia, una joven que acepta alquilarle una habitación en su casa, y de sus alumnos, que rápidamente comienzan a admirar a su maestro. A través de su enseñanza, Sócrates empieza a influir en sus alumnos y en el pueblo motivándolos a superarse y resolver varios problemas que enfrentan algunas familias.

Espero que les hayan gustado las recomendaciones de estas excelentes películas. Hay muchas películas que hacen homenaje tanto a nuestras mamás como a nuestros maestros. Algunas han hecho época y son recordadas con mucho cariño. Cualquier comentario y sugerencia, escriban a mundogay.revista@gmail.com De corazón, les mando un abrazo muy fuerte a las mamás de todos, incluyendo a la mía. También a los maestros que han dedicado su vida a formar personas de bien. ¡Gracias a todos mis maestros! Nos veremos en la próxima.

LA CASA DE LEO

CASA DE ENCUENTROS PARA QUE HOMBRES DISFRUTEN CON HOMBRES

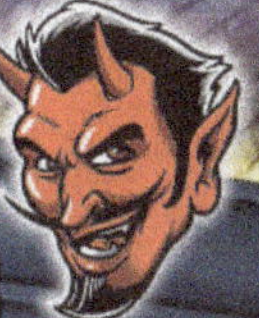

COOPERACIÓN DE ENTRADA $ 50.-

COOPERACIÓN DE ENTRADA $ 50.-

GUARDARROPA - PATIO AMPLIO
RECÁMARAS - SALAS - REGADERAS

Amado Nervo 610 Esq. con Isaac Garza Col. Centro Monterrey

INFORMES: 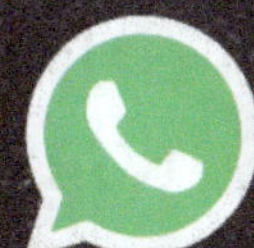 **8115321259**

SÍGUENOS EN: 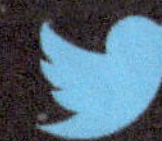 @LaCasadeLeo1

HORÓSCOPOS

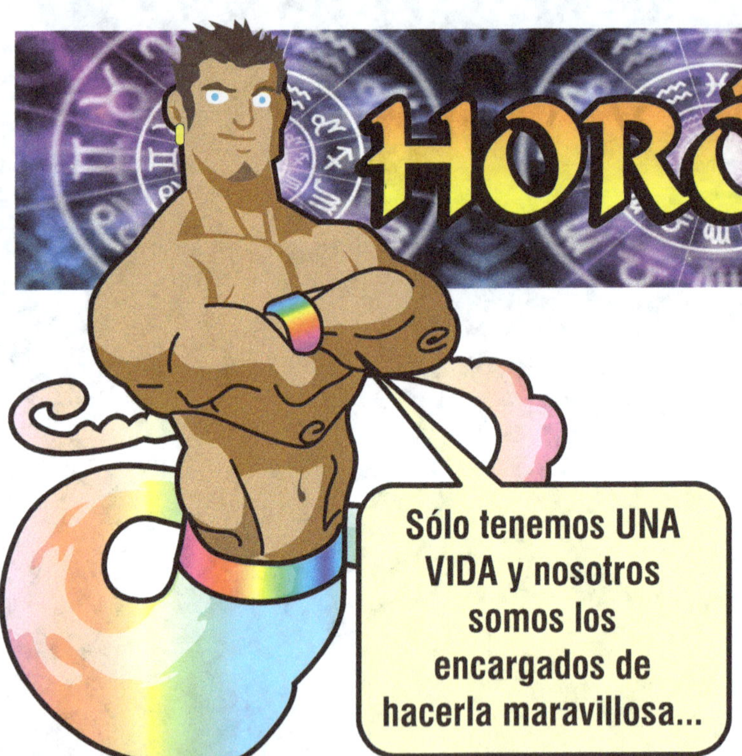

ARIES

Querido Aries, has estado últimamente reprimiéndote mucho en varios aspectos de la vida. Está bien ser metódico y precavido, pero tampoco exageres. Te hace falta divertirte un poco más.

AMOR: Durante este mes, deberás abrir un poco más los ojos y darte cuenta de lo que está a tu alrededor. En ocasiones sientes que nadie te quiere, pero si pones atención te darás cuenta de que hay mucha gente que te aprecia y uno o dos galanes también están interesados en ti.

TRABAJO: En estos últimos días te has vuelto un poco más apagado en tu forma de ser en el trabajo. Cumples con las cosas, pero no te sientes a gusto. No te reprimas, obviamente en cualquier lugar de trabajo hay reglas, pero no por eso dejes de ser tú. Trata de modificar las cosas para que estés más a gusto. Verás como eso se reflejará en tu ambiente laboral y la interacción con tus compañeros.

CAMBIOS: La palabra para este mes será Liberación. Estás arrastrando con algunas inseguridades, temores que no te están dejando avanzar. Analiza las cosas y cambia lo que tengas que cambiar. Recuerda que vivir con miedo es no vivir. Está bien tener ciertas precauciones para tratar de ir a la segura, pero a veces también es conveniente atreverte a hacer cosas nuevas.

TAURO

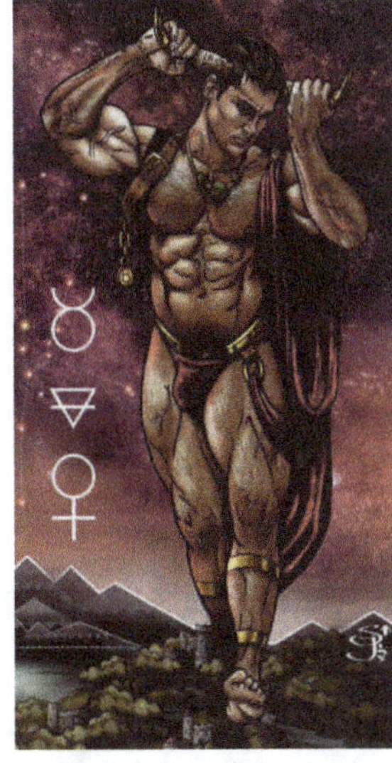

Normalmente, te desanimas o te frustras mucho cuando las cosas no salen de la forma que esperabas. Eso a nadie nos gusta, sin embargo, a veces hay que mirar un poco más allá de nuestros propios deseos, considerar también a los demás y cambiar el punto de vista. Esto muchas veces nos hace ver qué hicimos mal, para que lo corrijamos. Una segunda opinión, también puede ser buena.

AMOR: Si tienes pareja, este mes deberás practicar la comprensión y un poco de paciencia. Tu pareja se esfuerza por complacerte, pero no siempre hace las cosas como tú quieres. Trata de no molestarte mucho si no hace lo que querías tal como lo esperabas. No es mala intención, pero no siempre podemos hacer las cosas a la perfección. Si eres soltero, se presentará la oportunidad de hacer travesuras con uno o dos chicos. Recuerda cuidarte.

TRABAJO: En la cuestión laboral Tauro, habrá algunos días calmados, que vendrán seguidos de otros con mucha presión. Si tienes oportunidad adelanta el trabajo para que no te sobrecargues.

CAMBIOS: Vienen varios días calurosos, donde te recomiendo que duermas con poca ropa, para que no te acalores y puedas dormir. En cuestiones familiares se presentará una separación. Por lo que trata de no tomar lados y permanecer neutral. Recuerda que lo que pasa en una pareja es personal y uno lo puede ver por fuera pero no sabe bien qué pasó. Es mejor no meterse al principio.

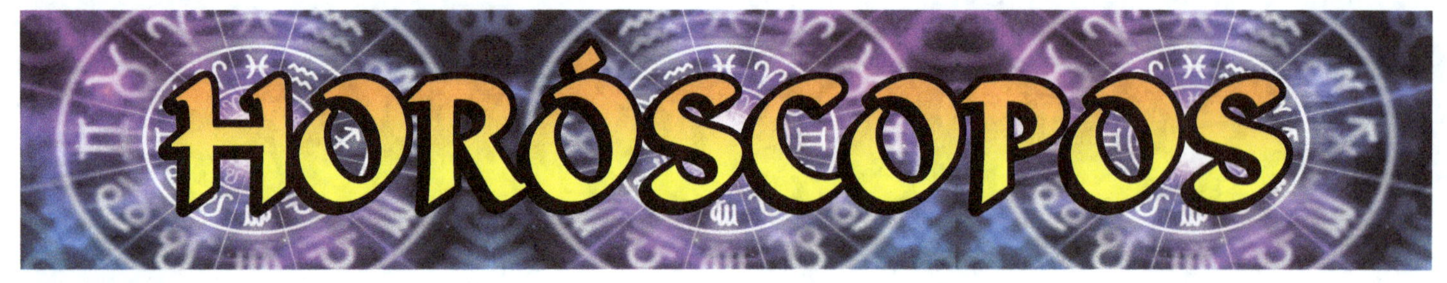

GÉMINIS

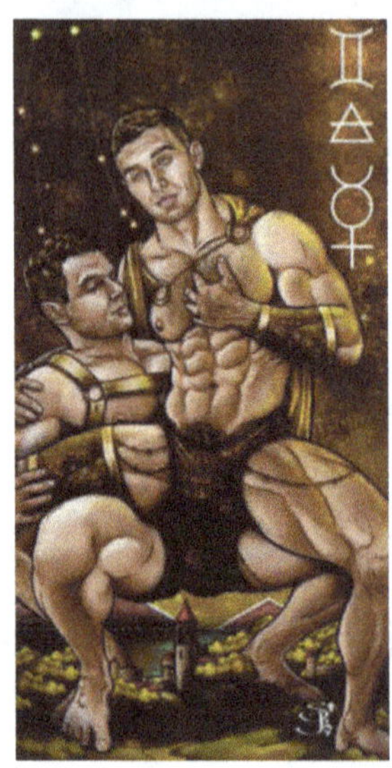

Querido Géminis, en este mes, tendrás que ajustar tus horarios y actividades, ya que el exceso de trabajo te está desgastando mucho. Procura tener un tiempo para descansar así como para divertirte.

AMOR: Hay un familiar con el que no tienes contacto desde hace mucho. Si te busca, trata de olvidar rencores del pasado y limar asperezas. También es importante que antes de discutir analices las cosas y también te des la oportunidad de escuchar lo que la otra persona tiene que decir. Lo que nosotros pensamos o imaginamos, no siempre es la realidad de la situación.

TRABAJO: Has estado trabajando mucho Géminis, porque necesitas dinero. Eso se entiende, porque a todos nos hace falta, sin embargo, no dejes que tu vida sea sólo trabajar, porque el exceso de trabajo también afecta la salud.

CAMBIOS: En este mes, tendrás que trabajar en organizar tus actividades como te lo mencionábamos. También tu familia puede que te esté presionando mucho y además tu pareja. Está bien que te guste ayudar a los demás, pero recuerda que a veces el que uno haga un favor, ya lo consideran los demás obligación. Deberás poner límites y hacer que respeten también tu espacio para que no te estreses demasiado. También es momento de dedicarle un tiempo a uno para nuestro arreglo personal. Este mes te has descuidado un poco y te estás volviendo un poco fodongo y desaliñado. Esto está afectando tu autoestima, así que ¡cuidado!

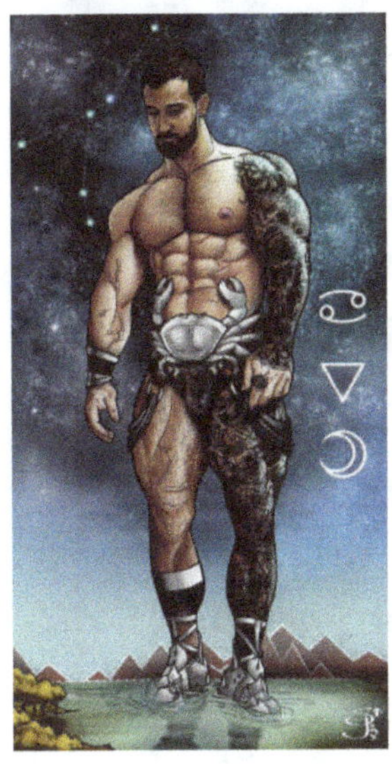

CÁNCER

Últimamente has actuado de forma muy impulsiva, querido Cáncer. Seguramente ya te has dado cuenta de que las cosas no siempre salen bien cuando actúas así.

AMOR: Has tenido algunos desacuerdos con tu pareja, pero piensa antes de actuar. No dejes que un malentendido eche a perder todo lo que has logrado con tu pareja durante todos estos años. Igual si eres soltero, a veces tienes reacciones exageradas con lo que hace mal tu pareja, cuando las cosas no son para tanto. Antes de hacerte toda una historia en tu cabeza, date tiempo de respirar y analizar las cosas con calma.

TRABAJO: Has tenido sobrecarga de trabajo en estos días y ya te está cobrando la factura. Recuerda que no debes vivir para trabajar, sino trabajar para vivir. Está bien que te guste trabajar, pero no se trata de que dejes el hígado ahí, ni que tampoco pierdas la salud por trabajar demasiado.

CAMBIOS: Debes de hacer algunos cambios en tu vida, porque estás empezando con algunas molestias a las que no estás tomando en cuenta. Te aconsejo que vayas al médico y te hagas uno o varios chequeos. Te estás desgastando demasiado en varios ámbitos y soportando mucha presión. Recuerda que tienes que cuidar tu salud. No solamente vivir para satisfacer a los demás. Sé que te gusta mucho ayudar a los demás y a veces encontramos cierta satisfacción cuando hacemos algunos sacrificios por los demás. Pero también hay un límite.

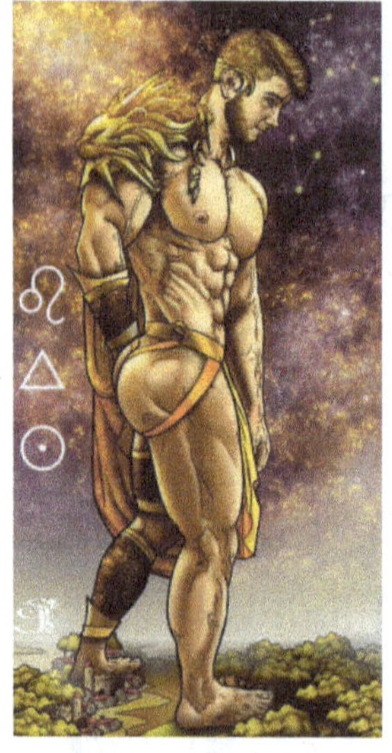

LEO

Querido Leo, tienes una carga emocional bastante grande que llevas arrastrando desde hace tiempo. Es necesario que te desahogues. Puedes hacerlo con tu pareja o con alguien de tu total confianza. También si así lo deseas, puedes buscar un terapeuta para que te ayude con eso.

AMOR: En el amor, tu pareja está pasando por varios momentos de presión y tú eres la cereza del pastel con tus exigencias. Ten en cuenta que tú no eres el único que carga problemas. Recuerda que se hicieron pareja para ayudarse mutuamente. No para que él te resuelva la vida. A veces él necesita de ti y tú puedes ser su apoyo y su fuerza para los momentos difíciles. Recuerda que la unión hace la fuerza.

TRABAJO: En cuestión laboral, querido Leo, tendrás que abrir un poco más los ojos, porque te están dando mucha carga de trabajo y puede que se estén aprovechando de ti. Analiza las cosas y ve si lo que te están encargando hacer es lo justo para lo que te pagan. Si no es así, no permitas que abusen.

CAMBIOS: Leo, necesitas ver las cosas desde un punto de vista diferente, porque como dijimos, puede que se estén encajando contigo y no te estés dando cuenta. Si es necesario, ve otras opciones de trabajo que te queden más cerca y te paguen más o cuando menos lo justo. Si vas a cambiar de trabajo, obviamente, primero consigue el otro trabajo y ya que sea un hecho, podrás darte el gusto de renunciar.

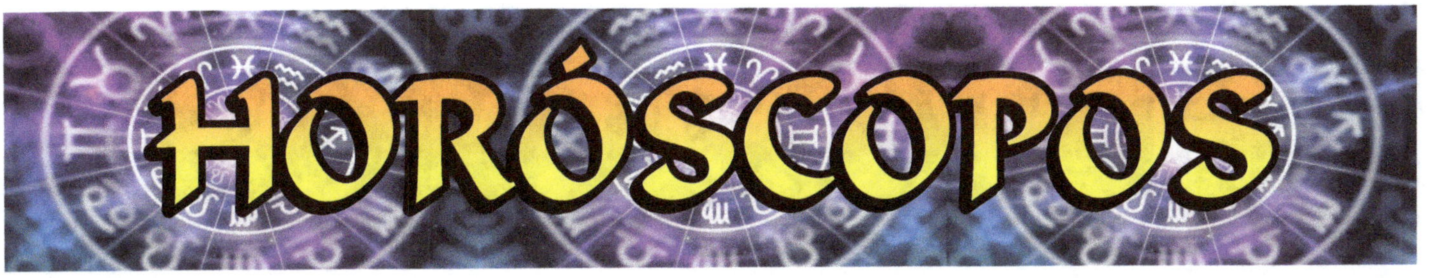

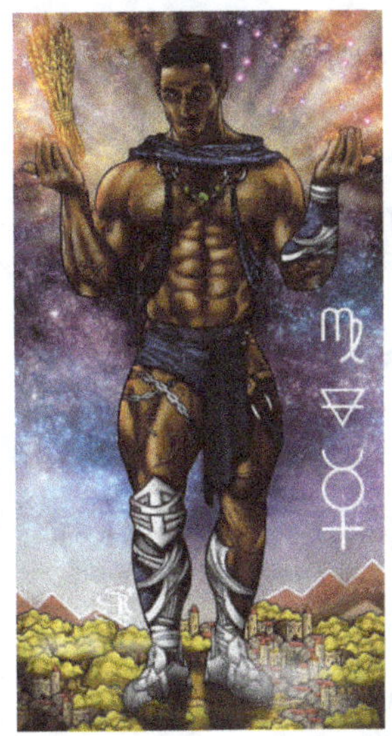

VIRGO

Estimado Virgo, estos próximos días, necesitarás descansar bien y dormir suficiente porque vendrán unos días algo pesados. Aliméntate bien, no te desveles mucho, porque necesitarás esa energía.

AMOR: Durante los próximos días, tu pareja te brindará su apoyo y comprensión. Sé que te gusta hacer las cosas solo, pero verás que resultará mucho más fortalecida su relación. Además, dos cabezas piensan más que una.

TRABAJO: En este tema, tus esfuerzos empezarán a dar frutos y viene un dinerito extra. Podrás darte algunos gustitos, pero ¡ATENCIÓN! Recuerda que el dinero no dura para siempre y desafortunadamente las épocas de abundancia tampoco son eternas. Por lo que no derroches demasiado en cosas que no necesitas.

CAMBIOS: Tendrás un cambio de actitud, donde la energía de los astros favorecerán que tengas una evolución y crecimiento espiritual.

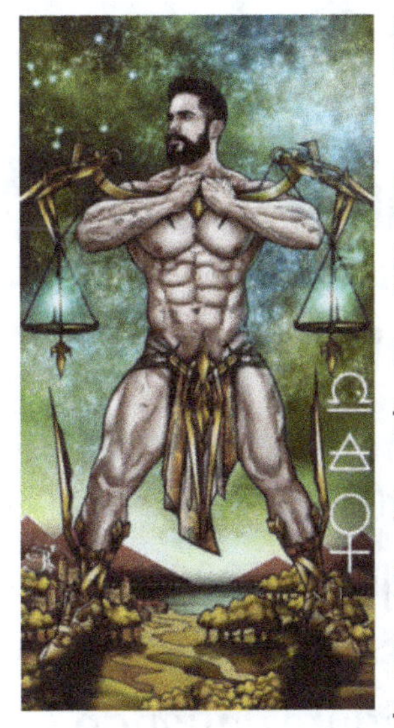

LIBRA

Este mes de Mayo Libra, tus emociones estarán un poco más a flor de piel. Te moverá como a muchos que este mes celebramos nuestras mamás y has tenido algunos roces con ella. Será una oportunidad para que sanen heridas del pasado y vuelvan a tener una buena relación.

AMOR: Tus estrategias para ligar o para entablar contacto con las personas que te atraen, Libra, suelen dar muy buenos resultados a diario, pero parece que ahora alguien se te resiste. Hoy en lugar de querer impresionarle con tu dialéctica, actúa de forma más natural, más sencilla. Muéstrate como realmente eres. Comprobarás que esta vez los resultados serán mucho mejores.

TRABAJO: En el trabajo, encontrarás en estos próximos días algunas satisfacciones, puede que te caiga un bono inesperado o un dinero de algún trabajo que realizaste anteriormente.

CAMBIOS: Puede que en los próximos días tengas que tomar una decisión importante. Así que deberás de dejar de lado la inmadurez cuando menos por un rato y comenzar a pensar como adulto. Notarás que los demás esperan mucho de ti, porque aunque a ti no te lo parezca, has demostrado que puedes hacer muchas cosas que otros no podían.

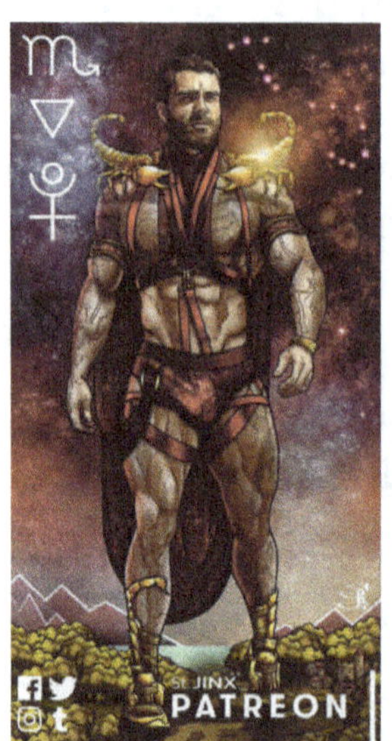

ESCORPIÓN

Este será un mes en el que te será muy provechoso hacer un análisis interior. Donde puedas identificar tus puntos buenos y tus puntos malos.

AMOR: En el amor, deberás aprender a comunicarte más con tu pareja o con tus amantes. Recuerda que no son adivinos y si no les dices lo que sientes y lo que te molesta, ellos no van hacer nada al respecto y seguirán haciendo las cosas que te molestan. Menciona esos puntos con tacto, de preferencia cuando ocurran, porque si lo dices después de muchos días ni se van a acordar.

TRABAJO: En los próximos días es posible que te llamen a una junta o que se acerque tu jefe para darte una retroalimentación sobre tu desempeño. Trata de tener la mente abierta, para que rescates las cosas positivas. No te cierres a las observaciones que no te gusten. A nadie nos gusta que nos señalen los errores, pero es una buena oportunidad para que aprendas y crezcas profesionalmente.

CAMBIOS: Como dijimos, este mes los astros y sus energías te influenciarán para que puedas hacer este análisis interior que la verdad, hace mucho que te hacía falta. A veces no es agradable, pero es buen momento para que tengas mayor claridad en las cosas buenas tuyas, lo que haces bien, lo que haces mal así como los hábitos que tienes que son provechosos. También hay que ver el lado oscuro, porque también tienes algunos hábitos que no son buenos o que te perjudican más que beneficiarte. Te recomendamos tomar nota de esto para que lo analices y vayas trabajando en ello. Obviamente los resultados no serán inmediatos pero tú mismo te irás dando cuenta de que la vida cambia para bien cuando dejas de hacer las cosas que te perjudican.

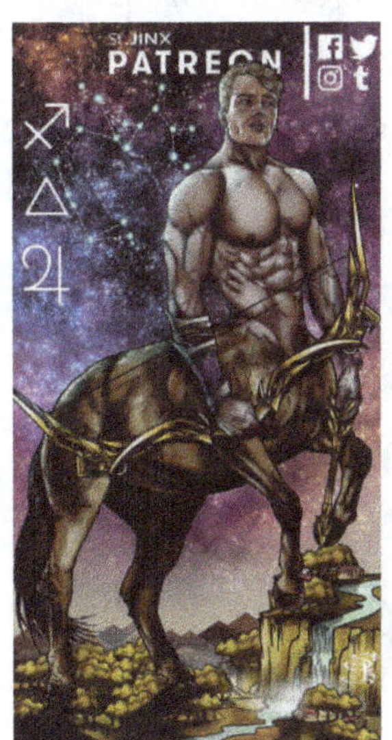

SAGITARIO

Sagitario, hasta ahorita has llevado las cosas bien. Te estás enfocando en tu salud, tu salud mental y llevar bien las cosas en tu casa. Ahorita te sientes un poco agobiado, porque, siendo sinceros es un poco pesado. Pero no te desanimes, en poco tiempo notarás que todo va funcionando mejor y por así decirlo automáticamente, ya que cuando se hace uno de buenos hábitos ya nos resulta todo más fácil.

AMOR: Sagitario, le temes al compromiso, sin embargo si ya tienes pareja, es momento de que vayas pensando en el futuro de la relación y podrás planear algo junto a tu alma gemela. Si eres soltero, deberás reflexionar, porque siempre que las cosas van a formalizarse sales corriendo. ¿Es lo que quieres o te gustaría ya como dicen sentar cabeza"?

TRABAJO: Sagitario, en los próximos días las cosas van a estar un poco tensas en el trabajo. Es poco probable que sea por cuestiones tuyas, así que no te preocupes y enfócate en hacer lo que te corresponde bien. Si puedes ayudar a resolver la situación bien, si no, mejor no te metas

CAMBIOS: En este mes lo mejor será que no te metas en lo que no te importa. Sé que te gusta ayudar, pero muchas de estas situaciones que se presentarán serán cosas personales que no te incumben. Si no te piden tu opinión, mantente al margen.

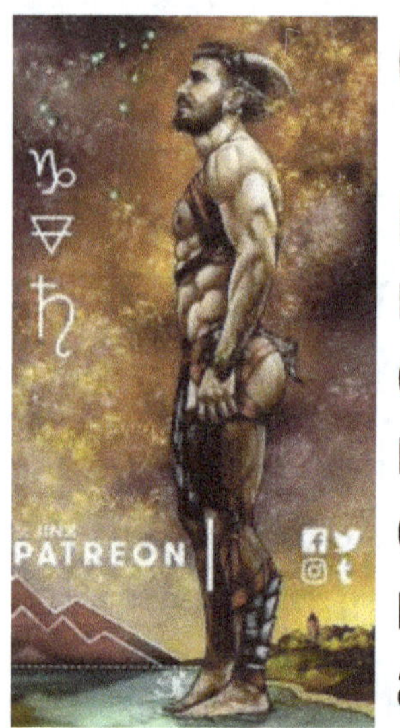

CAPRICORNIO

Este mes deberás relajarte un poco. Sé que quieres hacer muchas cosas, pero dicen que "el que mucho abarca, poco aprieta". Trata de ordenarlas y hacer una a la vez. Si no, dejarás todo a medias y será un caos.

AMOR: Intenta reparar los errores que has cometido en tu relación amorosa. Sabes que te has equivocado en varias cosas. Aprovecha para compensar a tu chico y verás que la relación mejorará. Tú también te sentirás mejor porque solucionaste las cosas. Si eres soltero, toma nota de las cosas en las que te has equivocado en tus relaciones anteriores, literalmente, apúntalas, esto te servirá a no meter la pata nuevamente, porque has perdido oportunidades con chicos que valían mucho la pena.

TRABAJO: En tu negocio u oficina, evita el demostrar que tú tienes la razón. Recuerda que todos tenemos diferentes puntos de vista y que lo importante no es quién se equivocó o el por qué. Lo importante es que se solucionen las cosas. Comprobarás que esto aligera las tensiones y evitará que se repitan los errores. No es que hagan que no pasó nada, si hay que aplicar sanciones, háganlo. Pero no ganan nada, con perder dos horas reprochándole a la persona y hacerla sentir mierda. Eso

desafortunadamente rara vez funciona.

CAMBIOS: En estos próximos días aprenderás a aceptar tus limitaciones. Sé que quieres ser un superman y que uno puede hacerlo todo bien. Pero ¿qué crees? Resulta que no. Desafortunadamente no siempre se puede ser perfecto en todo. Hay cosas que hacemos bien, unas no tanto y otras que de plano hacemos mal o nos cuesta muchísimo trabajo hacerlas bien. Saber tus limitaciones no es malo, te permite saber cuándo buscar ayuda.

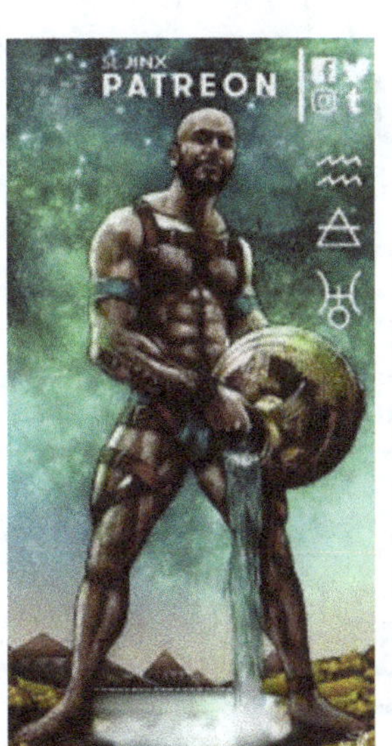

ACUARIO

Querido Acuario, este mes se presentarán algunas situaciones o retos que no son tu especialidad porque son áreas que no dominas. Sin embargo,

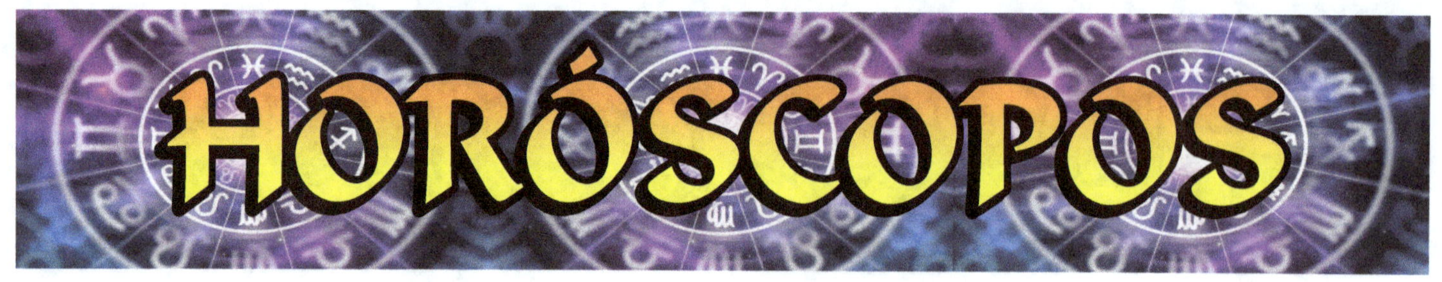

tu capacidad de adaptación y de aprender cosas nuevas te permitirá salir triunfante. Pero es importante que pongas atención.

AMOR: Deberás tener más apertura con tu pareja. Hay veces en que él busca un acercamiento o te hace observaciones sobre cosas que puedes corregir y tú le das el cortón o te vas. Ten en cuenta que las personas que nos quieren no siempre nos van a decir lo que queremos oír. Toma en cuenta de que te dicen las cosas desde el amor y buscan evitarte problemas.

TRABAJO: En cuestión laboral Acuario, prepárate porque vendrán unos días con bastante carga de trabajo. Si te aplicas, podrás salir airoso. Así que: come bien, descansa bien y organízate.

CAMBIOS: Necesitas darte un pequeño tiempo para estar solo, o si está en tus posibilidades, descansar todo un fin de semana. No tanto para que te vayas de parranda, sino para que reflexiones un poco sobre las cosas y situaciones que tienes a tu alrededor.

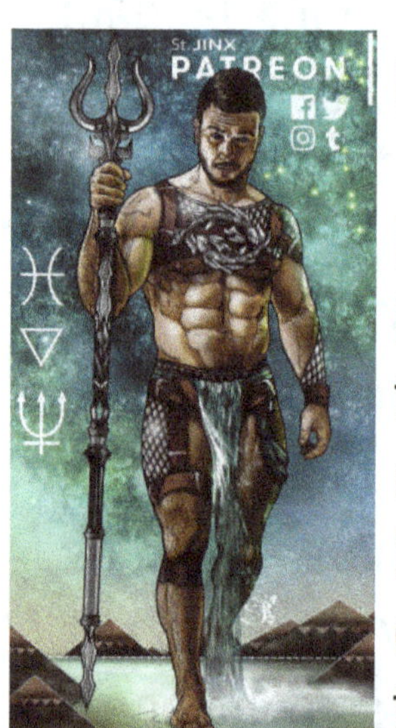

PISCIS

Este mes será un poco intenso para ti piscis. tendrás que madurar y demostrar que puedes hacer las cosas que se esperan de ti. También tendrás que desprenderte de las cosas, hábitos y/o personas que te están haciendo daño.

AMOR: Aunque digas que no, te sigues aferrando a algunos traumas y/o heridas del pasado en cuestiones amorosas. Si estás en una relación, no la confundas con lo que te pasó antes. Estás en una etapa diferente. Ya aprendiste y tuviste un crecimiento, así que traer eso a tu relación actual no te ayuda. Todo lo contrario, puede que fastidie a tu pareja. Él pasado ya pasó. Si necesitas ayuda para superarlo, coméntalo con tu pareja y busquen ayuda profesional.

TRABAJO: Las cosas van a fluir bastante bien durante estos días en cuestión laboral. Sin embargo no te confíes, porque es fácil que se te vaya un error si no revisas bien. Así que pon atención. Un compañero del trabajo te va a pedir apoyo. Si está en tu posibilidad darle una mano, hazlo. Si te perjudica, no te ofrezcas, porque quedarás mal en tu desempeño y quedarás mal con tu amigo.

CAMBIOS: Durante este mes puede que se te presenten un par de oportunidades laborales, ya sea para subir de puesto, o que sean unas oportunidades de negocio para que tengas una entrada extra, que la verdad no te cae nada mal. Eres un poco reacio a correr riesgos, pero si analizas, no arriesgas mucho y puedes obtener un buen beneficio. No los millones, pero una ganancia moderada. Quizás no veas el beneficio inmediatamente, pero en poco tiempo te acreditarás.

Se presentan una que otra oportunidad de obtener crecimiento personal. Te hace falta madurar y trabajar en tu interior. Dicen que las cosas nos llegan cuando estamos listos, así que si llega a ti un libro, un curso, una conferencia sobre crecimiento personal o sobre las áreas en que sabes que tienes que mejorar, atrévete y hazlo. No siempre se presentan las oportunidades y ya has visto que muchas cosas no se solucionan solas. Así que atrévete a cambiar para bien.

LA VIDA ES TAN INCIERTA,
QUE LA FELICIDAD DEBE
APROVECHARSE EN EL
MOMENTO EN QUE SE
PRESENTA...

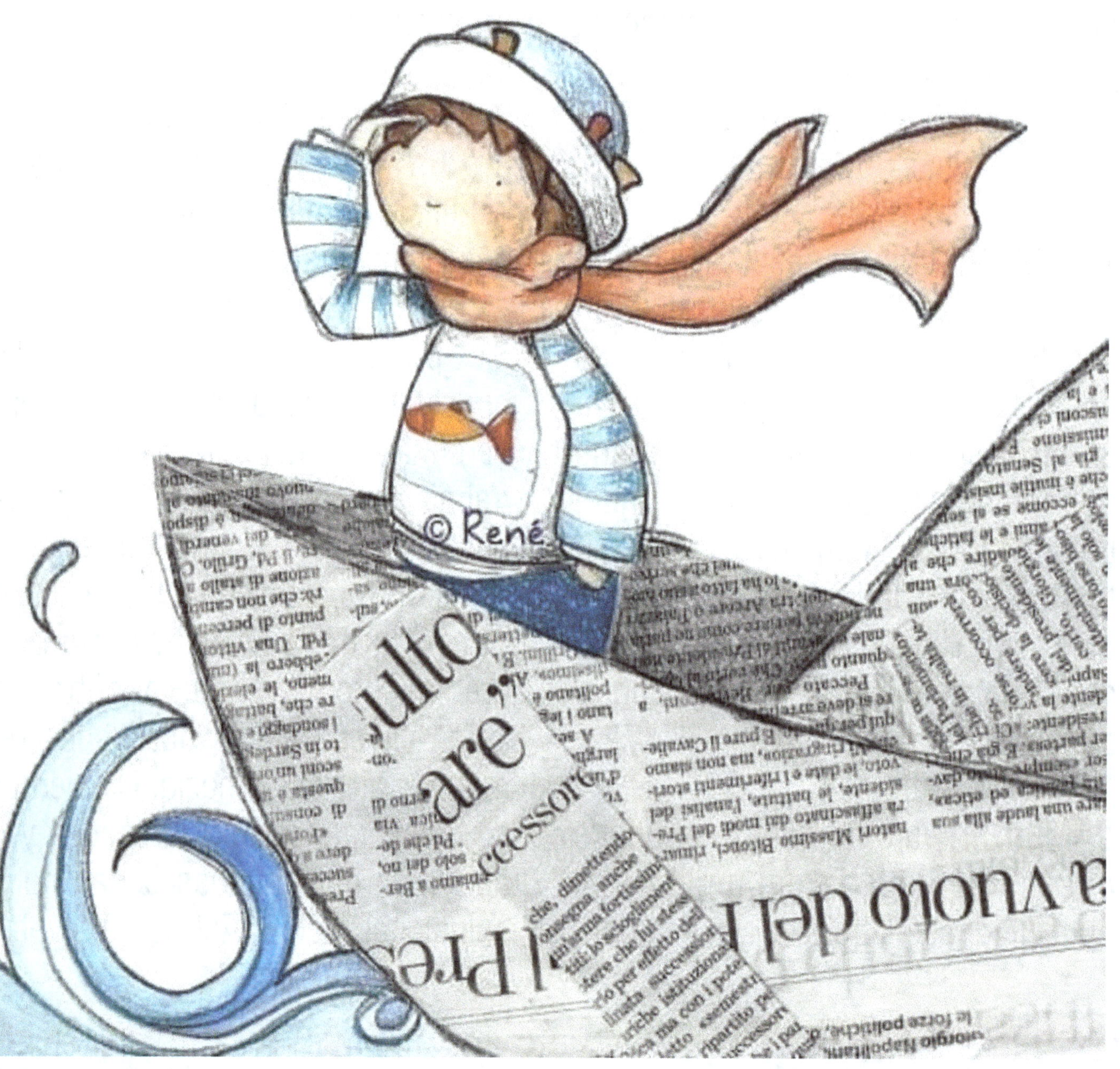

www.ingramcontent.com/pod-product-compliance
Lightning Source LLC
Chambersburg PA
CBHW080721120726
48001CB00010B/3107